# O HUMANO

sem higiene mental

Catalogação na Fonte
Elaborado por: Dayanne Leal Souza
Bibliotecária CRB 9/2162

O488h
2025

Oliveira, Cláudia Cristina de
O humano sem higiene mental / Cláudia Cristina de Oliveira. - 1. ed. - Curitiba: Appris, 2025.
94 p. ; 21 cm.

ISBN 978-65-250-8466-4

1. Saúde mental. 2. Comportamento humano. 3. Fadiga mental. 4. Autoconhecimento. 5. Espiritualidade. I. Oliveira, Cláudia Cristina de. II. Título.

CDD - 158.1

Editora e Livraria Appris Ltda.
Av. Manoel Ribas, 2265 - Mercês
Curitiba/PR - CEP: 80810-002
Tel. (41) 3156 - 4731
www.editoraappris.com.br

Printed in Brazil
Impresso no Brasil

CLÁUDIA CRISTINA DE OLIVEIRA

# O HUMANO
## sem higiene mental

artêra
editorial
Curitiba, PR
2025

*Aos que defendem a saúde mental como*
*um dos caminhos modernos para conhecer a si mesmo.*

# AGRADECIMENTOS

Agradecimentos aos que compareceram como memórias, de atendimentos reais, realizados ao longo da jornada de atividade como terapeuta. Suas histórias de vida são, para mim, a base na construção de muitos exemplos utilizados nesta obra.

# APRESENTAÇÃO

Em minha prática de consultório em psicanálise e como profissional atuante por formação em terapias alternativas, considero diferentemente de o convencional definir holismo. Não se trata apenas do todo do ser, que em suas partes são alimentadas no propósito de um olhar positivo no equilíbrio. Retrato ao seu significado, acrescentando o simbolismo de junção das feridas físicas e mazelas emocionais, impregnadas de uma cola que adere ao todo do indivíduo. Nela se aderem os medos, as inconsistências de pensamentos, os desafios cotidianos, as rotinas hipercalóricas de alimentação, a insônia, a ansiedade pelo futuro, a incompatibilidade afetiva, os excessos em vícios imaturos de consequências pessoais e familiares, desencadeando no que chamamos de sociedade civilizada em progresso tecnológico.

Com esse perfil, os meus pacientes de distintas localizações do Brasil, e brasileiros residentes em países de América do Sul e Europa são acompanhados presencialmente ou por intermédio de sessões on-line de videochamadas. Não o bastante na atualidade, mas em resultado de momento anterior, em torno de 10 anos.

Em meio à pandemia que vivenciamos, o processo virtual tomou expansão, possibilitando tutorear diferentes regiões, o que facilitou em amostras de emoções mescladas, e por prudência limitei as anotações aos sentimentos dos que são amigos da verdadeira vontade de autoconhecimento.

Eu chamo a atenção para que em nenhum momento descrevo meus casos de atendimentos, resguardando o direito de confiabilidade entre profissional e paciente, não podendo, em hipótese nenhuma, distinguir o caso do paciente, pois fui íntegra no contexto de apenas exemplificar as emoções de figuração pessoal, transferindo para o universo amostral de todos os humanos, que possam estar por propriedade identificados nas narrações.

O livro trata de feridas emocionais em adultos acima de 21 anos, pessoas plenamente responsáveis por seus direitos e deveres, tanto na sociedade quanto consigo mesmas. Os casos apresentados não incluem pessoas incapazes ou com psicopatia, segundo a classificação da psicanálise freudiana. No entanto, cito estudos de pacientes que apresentaram transtornos, como borderline, neurose obsessiva e neurose histérica, aos quais acompanhei profissionalmente e que confiaram em meu trabalho terapêutico.

Confirmo que, impossibilitada de acompanhar cursos de pós-graduação e de mestrado, por não apresentar o diploma de Medicina ou Psicologia, tenho pela capacidade autodidata o conhecimento e declaro ser estudiosa da teoria Junguiana. Por formação psicanalítica é que desenvolvi o estudo do tema por aqui citado de higiene mental, qualificada por higiene mental profunda. São hipóteses, livre de intenção, e não qualifico nenhum título acadêmico com meus estudos de casos, e também não me reporto a nenhuma instituição pública ou privada.

No presente momento declaro ser fiel a mim e a minha mente superior, que o caro leitor entenderá minha declaração ao ler as palavras que aqui escrevo e que para mim parece um ditado confirmado em telepatia, após uma experiência no limiar da loucura e lucidez, que deixo em clara confidência descrito nos capítulos deste livro.

Higiene Mental Profunda é um passo de caminho configurado na mente inferior rumo à integralização da mente superior. Não é de ordem religiosa, nem tampouco de ordem de aconselhamento que escrevo neste livro. Não é um livro de autoajuda, não é um livro de experiências de ficção científica ou novela baseadas na vida real.

Imaginem sua leitura voltada a quem é desprovido de interesse em familiarizar-se com os dizeres de certas teorias de psicologia que permeiam nossa literatura, mas que ainda assim busca autocompreensão.

É necessária a expansão consciencial, a saída da corrida que impossibilita uma saúde mental plena, e a realização de feitos pessoais que nos conduzam à construção de uma sociedade menos permissiva ao armazenamento desenfreado de informações, como meio de nos sentirmos aptas a evoluir interiormente.

Não queremos desapontar o leitor com os questionamentos realizados na obra, mas é de interesse que, ao buscarmos respostas, a humanidade possa desenvolver potencial de mente desperta, sair da ilusão que há milhares de anos esperamos e que por progresso uma minoria de mestres autoconscientes almeja. Uma mente questionadora é capaz de encontrar suas respostas no magnífico mundo interno e no desconfigurado mundo externo, que nos permite a experiência por completude filosofal de ordem física, emocional e mental.

O ser da completa ordem física, emocional e mental, não é carregado de estética estrutural, mas sim da conjunção da mente que limita o propósito de fadiga, e a ligeira descompressão com o aprendizado que se converte em frequência elevada vibracional de estado na alegria, de causa e efeito cosmicamente denominado jogo da vida humana em evolução efetiva e eletricamente iluminado. Na real forma, que podemos colocar em conceitos físicos, de eletricamente opostos, os ferimentos por carga energética descontrolada e o equilíbrio emocional por carga energética controlável.

Toda essa carga energética é de fonte mental e emocional, e na mistura temos um indivíduo buscador de ausentes energias compensatórias, com limitadas atitudes de empenho, considerando a zona do estado comprometido em escala reduzida ou monitorada atividade de intensa procura. O resultado independe da formatação primária, ou de unificar muitos ciclos secundários repetitivos. A dependência está na maturidade ou inocência do buscador.

Segundo as pesquisas, mulheres maduras são mais intensas em suas buscas de autoconsciência, elas se dedicam mais a si mesmas em tempo de maturidade, porque são mais intuitivas. Geralmente são portadoras de campos emocionais mais ampliados e de menos rigidez em mente racional. A racionalidade, como meio de convicções, pode ser indesejada para relacionamentos e aceita em profissões, mas a subjetividade feminina está no parecer que impede a não abertura de total racionalidade para as relações humanas, impondo verdades absolutas e isso as permite utilizar sua mente de forma a desenvolver o campo intuitivo com diplomacia e eficácia maior que certos homens.

Imaginem a eficácia intuitiva de uma mulher, que em seus relacionamentos deu abertura na mente para, passivamente, amar o próximo pelo sentimento de felicitar a amizade e o companheirismo, através de repetidos momentos de festejos de natureza de confraternização. Ela armazena em si uma sustentável energia contagiante nas recepções se a intenção for de sinceridade. Caso oposto, se sua racionalidade projetar um comando mental, ela armazenará apenas memória fotográfica por imagem do evento, sem a oportunidade de gerar energia de alegria, impossibilitando-a, no futuro, se recordar com o cheiro, sabor, ou ouvindo uma música tocada na festa. Suas sensações são dependentes da função intuição para colocar a memória afetiva em propósito de ser ativada.

Isso em seus aspectos positivos é ótimo, mas para feridas destrutivas, as nossas memórias afetivas carregadas interferem na maneira de nos comportarmos nas relações sociais e na construção de nossa realidade. Com um relacionamento doentio e tóxico, uma criança pode ser marcada por mecanismos de defesa, que levam a atitudes racionalmente repressoras de emoções e sentimentos, enquanto na maturidade não aceitará que as emoções sejam demonstradas, e suas sensações são apenas para registros de imagens em memória. Ao continuar com os sentimentos reprimidos, não poderá sair do ciclo de levantar momentos de, quando em quando, defrontar com a dor traumática de ferida destrutiva.

Ligeiramente, podemos abordar as funções de personalidades descritas na teoria junguiana, pois novamente declaro ser estudiosa de forma autodidata. Relato, entretanto, que também percorro o caminho. Sou, racionalmente, criadora de sensações, e minhas emoções são claramente sufocadas, a ponto de transbordar razão. Já a função intuitiva deixo ser suprida pela telepatia de mediunidade que me é dada por acréscimo. Não encontro na literatura nenhum relato que corresponda exatamente à minha experiência. Este é o meu caso específico, singular e pessoal. Contudo, deixo registrado aqui o critério, com a possibilidade de que futuros estudos venham a corroborar aspectos semelhantes em outros contextos.

**A autora**

# SUMÁRIO


INTRODUÇÃO ..... 17

PRÓLOGO ..... 19

PARTE I
HIGIENE MENTAL EM PESSOAS IMATURAS ..... 22

PARTE II
HIGIENE MENTAL EM FASE INFANTIL ..... 26

PARTE III
HIGIENE MENTAL NA FASE ADULTA ..... 28

PARTE IV
O PROFUNDO NO CONTEÚDO INTERNO ..... 32

PARTE V
MENTE ADVÉM CONOSCO ..... 37

PARTE VI
LIMITANDO A HIGIENE MENTAL ..... 41

PARTE VII
LOCAL ENTENDIDO COMO PSIQUE ..... 46

PARTE VIII
ELUCIDADO MENTALMENTE NO FUTURO ..... 51

PARTE IX
SER OU NÃO SER ..... 54

PARTE X
DESENROLANDO A PERMISSÃO ..... 58

PARTE XI
LOCAL DE MASSA CEFÁLICA ..... 60

PARTE XII
MENTE ABSTRATA EM HIPÓTESE ..... 63

PARTE XIII
CONCLUSÃO ..... 87

PARTE FINAL ..... 92

# INTRODUÇÃO

Encontramos um paradoxo no estudo de desenvolvimento humano quando temos a falsa impressão de que, à medida que a tecnologia avança em imagem e áudio, no campo metafísico virtual, também estamos em progresso mental. Nossos videogames são de realidade virtual com imponência de um metaverso e nossa mente alimenta a ilusão como real e produz estupefatas emoções. Por que a mente não distingue a imagem como vinda de um produto tecnológico e ignora as emoções?

Imagine um filme de tecnologia real 3D alcançando um penhasco de pontiagudas rochas, no qual a câmera proporciona a imagem em uma queda brusca. A fantasia pode ser estimulada pela imagem, a ponto de obter sensações de fadiga com ilusão de dor. O ponto de obtenção de dor desenvolve no físico uma falsa ideia, e ocorre em seu ápice uma produção hormonal de adrenalina e de outros hormônios, causando ao corpo a impressionante vivência, que é registrada em mente como informação de ligeiro monopólio de tensões no decorrer do tempo.

Desenvolvido por uma tecnologia imatura e sem prejuízos aos olhos do consumidor final, mas sobretudo para os que entendem de funções de memória, pode levantar os questionamentos do efeito pela causa. Desmistificar o limitado querer viciante de jovens e adultos para o jogo de videogame é o mesmo que tentar compreender um desafio de palavras cruzadas em enigma de cartelas, ao mesmo tempo, praticando montanhismo. São atividades de concentração e foco, a atenção requer conhecimento prévio e a atividade isola a mente ao poder chegar ao fim com um resultado positivo.

Higiene mental de uma memória hiperfocada pode retratar uma tarefa isoladora, de prejuízo ao buscador com determinada pré-tensão física, mais tarde emocional e mental. Isso se considera permitido dizer, devido ao estudo que psicanalistas realizam em si mesmos. Afirmamos que para ser um psicanalista por direitos e deveres cumpre-se um tripé de teoria embasado na Psicanálise, participar de grupos de estudos constantes para ampliar as trocas de conhecimento e sessões de análises psicanalíticas como analisado.

No presente livro, com a intenção de tratar de higiene mental profunda, colocamos o desejo de inferir a ideia com base nos acompanhamentos literais de pacientes atendidos com esse propósito e facilitamos o referido desejo também na intenção de causar o questionado bem-estar físico emocional e mental. Do centro à periferia, do grande ao pequeno, do pobre ao rico, a higiene mental não é prioridade até que as mazelas sentimentais estejam demasiadamente gigantescas no incômodo de tecer a real ou a fantasiosa impressão de ser feliz.

# PRÓLOGO

Descomplicar a mente humana é tarefa complicada, diante da hipótese que somos portadores de configurações distintas dentro da família e espécie. O homem Sapiens descreve-se como a espécie humana sobrevivente por inúmeras formas das saliências terrestres. Por ser o único grupo não extinto, acredita-se apresentar as mesmas características filantropicamente altruístas em todos os indivíduos.

No entanto, essa expectativa imatura, diante da jornada da civilização, nos mostra um caminho percorrido que traumatiza nossa histórica e derradeira juventude. É de fato aceito o contexto de que comportamentos são transmitidos de pais para filhos e com limitadas convicções em condições genéticas impossibilitando ao último da fila o questionamento de como se procedeu torturante formação de seus genes dentro da inadequação moral.

A inocência constrange, mas não é eliminada devido às aspirações de ascensão monopolizadoras das grandes companhias industriais, focadas em lucros de joias espelhadas no rastro de ouro. Dizemos espelhadas, pois o dinheiro é a imagem do ouro que em dias atuais não suporta a demanda fenomenológica da bolsa de valores e da dolarização de dívidas. Ligeiramente podemos narrar nossa história como a corrida pelo ouro, antes de maneira concreta e hoje de maneira sutil.

No meio dessa maratona estamos nós em busca de sobrevivência. Por que mesmo somos os únicos sobreviventes do grupo e da família hominídea? Os animais são irracionais e nós somos racionais. O que seria a razão? Para os humanos a razão os distingue de forma a questionarmos: onde é o limiar da razão e da irracionalidade? Por sua vez, é o limiar da razão e da loucura, como grandes autores e pensadores já marcaram sua época com obras de literatura, filosofia, medicina e psicologia.

No que apresentamos nesta ocasião, trazemos a ciência da psicanálise como base da explicação do inconsciente, que se define como parte da mente humana, e que como fundador da teoria psicanalítica, Freud, já "explicou" para os que pudessem entendê-lo intelectualmente, ou apenas por própria experiência vivida dos que não se atreveram a concordar, e aos que não fazem uso da erudição, em sua jornada de homem sobrevivente à corrida do ouro.

Então explicado está, e sabemos que o inconsciente como armazenador é o nosso poderoso parceiro ou o nosso poderoso vilão. É dele que temos as respostas de quem somos. Ele é o nosso interior desconhecido, que se não buscarmos entendê-lo, trazê-lo à luz da consciência, será o criador de nossos atos falhos. Atos que podem nos envergonhar, nos denunciar, e nos caracterizar de boa ou má conduta.

Limitamos o nosso livro no conteúdo do inconsciente, mas não é pretensão conhecê-lo, e sim trazer um imperioso questionamento, de como trabalhamos com a nossa mente e como podemos sentir e ter clareza nos pensamentos. Como são conjugadas as ideias com a mente antecessora aos nossos postulados? Em meio à fadiga mundial, onde direcionamos nossos julgamentos ao nos depararmos com essa fé consumidora de pagãos? O que nos antecede como pensadores e criadores de poluição audiovisual? Em que exato momento nos sentimos interagindo com o virtual, como se fosse possível criar uma emoção biológica? Embora não tenhamos essas respostas, convidamos você a interagir nesse universo conosco.

E de apresentação dos critérios para juntos buscarmos respostas, na configurada mente humana, mas que, no entanto, não nos é revelada em todas as suas faces. Em meio a um conjunto emaranhado de fios encontramos somente algumas pontas soltas, como um gatinho brinca com seu novelo de fios, podemos nos atrever a entrar no ligeiro propósito de entendermos o jogo do arquetípico inconsciente.

Através de um observatório de fantasias e de momentos interrogativos, foi gerada a dedicação de anos com anotações e intervenções de análise e autoanálise, liberando a imaginação do delirante ao racional, como uma bacia de frutas que vai à condição de vitamina, para alimentar nossa cilada em nascer sem lembrar de quem somos.

**A autora**

# PARTE I

# HIGIENE MENTAL EM PESSOAS IMATURAS

Desde os tempos em que feridas emocionais constituem assunto de interesse no campo da medicina e psicologia, pouco se levantou a respeito do tema higiene mental. Então, o que seria necessário conhecermos para tanto?

Higiene é uma palavra que remete à limpeza, e que em sua etimologia significa saudável. Muito se fala na internet ou propagandas, mas o que parece vulgar na comunicação, parece de difícil acesso para um ser humano comum.

Higiene deriva da ideia de eliminar a causa, a sensação de sujo, de velho, de jogo que não se tem a vez para uma estratégia de vitória e isso é discordante de uma limpeza mental, pois o mais difícil para um indivíduo é considerar o desapego do elemento que, por consequência de uma causa experiencial, combinou afetividade e se instalou na mente como memória consciente e depois encaminhada para o plano inconsciente da mente que o eu-ego acessa com facilidade ou não.

Higiene imaginação deriva da ideia de colocarmos uma necessidade no campo físico de um testemunho falso, e acreditarmos que conseguimos eliminar a memória apenas por ter encontrado uma solução externa ao processo de ferida emocional, com deleite de um prazer quando acreditamos ter encontrado um meio de esquecer a figura de imagem formatada na mente, no momento em que o aprendizado é trazido pela vida, mas por ignorância de como higienizar a mente a imagem é transportada ainda para o plano de ilusão material. No plano do ser como parte da psique superior nada se distingue.

A mente inferior, como se expressa no mundo metafísico, não pode ser classificada ainda pela ciência empírica, mas que em estudos recentes de pesquisas quânticas se dá como parte do campo mórfico, registrado por equipamentos de potenciais energéticos. No campo filosófico atual é limitado o conceito de higiene de mente inferior. Como não há exatidão nos conceitos extrafísicos e espiritualistas, podemos considerar que ainda no campo material não sabemos quem somos de verdade.

Imaginem um campo de flores coloridas e outro campo de flores secas, um ao lado do outro. Apenas os com mente aberta podem dizer que conseguem enxergar flores nos dois campos, porque a maioria só considera a possibilidade de flores no campo colorido. A higiene imaginação é como o campo de flores secas que traz o retorno de flores coloridas com propósitos externos de vivência. Mas as flores logo murcharão e novamente terá o campo de flores secas. Porém, o que conseguir trazer a percepção de um campo com flores secas e traduzir que flores são efêmeras e morrem no plano físico e que no extrafísico são envolvidas pela energia da vida de ser flor, nunca precisará higienizar a memória com deleite efêmero, pois o aprendizado já foi colhido.

Outro exemplo seria de uma criança com um brinquedo em mãos que deixa por acidente quebrar. Seu sentimento pode ser o de olhar com a ideia de que o brinquedo seria de oportunidade nova na construção de um novo momento de brincadeira com o presente estado do brinquedo, ou pode construir a informação de que nada pode ser feito, criando um comando interno mental de um problema incapaz de trazer oportunidade, e assim considerar a frustração como mais importante do que a criatividade da nova brincadeira.

Esses exemplos seguem uma ordem de centralização cultural, e nesse padrão passado de geração em geração se instalou no DNA como gene de normalidade para o desenvolvimento humano. A frustração, o trauma reprimido de ferida emocional, hoje se encontra em todas as sessões de terapia, onde nenhum homem ou mulher consegue por si só identificar seus propósitos externos inúteis que buscam para consertar o "brinquedo quebrado". Fora da terapia o dano ainda é maior, pois não há uma reflexão dos elementos presentes na experiência, pois a rotina de robotização emocional é exigida para a sobrevivência.

Higiene mental é um tema abordado nos livros de autoajuda e outros, mas desconsiderado pelos buscadores de saúde mental, pois em sua maioria são livros com propósitos definidos pela superficialidade de conceitos da mente humana, não porque os autores não são maravilhosos, mas sim porque somos limitados em abordar temas de individualidade, de particularidades em complexos genéricos.

Imaginação de imagem positiva no caso de ferida emocional não pode ser consistente também para a translocação da ignorância no momento de vivência. Ela permanece para o ciclo seguinte de experiência.

Imaginação com atitude comportamental não é o que costuma dar certo por muito tempo, pois a energia gerada pela ferida emocional será um fator determinante para colocar o ciclo em movimento e a colheita de frustração será certa e efetivamente mais dolorida do que a experiência primária.

Higiene mental não é algo simples de profetizar com uma lista de atitudes a ser desenvolvida pelo indivíduo, que em sua mente não sabe distinguir o que é verdadeiro e profundo na sua descarga emocional de fonte desconhecida. Costumamos trabalhar com a superficialidade, e em sua arrasadora maioria não podemos deixar o profundo ser analisado porque estamos diante das projetivas inconscientes dos que nos cercam.

Higiene mental seria de resultado efetivo se aprovássemos a capacidade do ser de translocar a ignorância. Ignorância esta gerada por experiência dentro da individualidade e da particularidade do indivíduo, que na presente obra falaremos com mais detalhes, com base em experiência de anos de estudos de casos com abordagem psicanalítica, psicoterapia integrativa no contexto de sessões individuais fomentada por ferramentas de psicopatologia transpessoal.

# PARTE II

# HIGIENE MENTAL EM FASE INFANTIL

Quando uma criança apresenta uma idade ainda tenra, sua capacidade de absorver o efeito subjetivo de suas emoções deriva do mecanismo que ela entende como frágil ou como operacionalmente correto. Isso implica dizer que frágil é uma busca de apoio de sublimação, e o operacionalmente correto é o recurso que ela conhece como apropriado a se fazer.

Apoio de sublimação seria o caso de encontrar externamente a aprovação no ambiente por seu cuidador, no qual representa para ela o meio de indicar suas emoções como recíproca nas emoções junto ao seu tutor, que para ela é um adulto mantenedor de informação ou de possível atitude de referência.

O operacionalmente correto é o feito de higiene mental positiva, quando em sua experiência a percepção desenvolve um meio de compreender a exigência do momento vivido, e isso é elaborado pela mente a nível consciente e inconsciente, gerando memória reforçada pela positividade diante as emoções demandadas.

Um exemplo disso é quando uma criança interpela o irmão mais velho com um feito impossível de se apresentar para ela, o de carregar uma mochila com cadernos escolares, que na imaginação dela é de nível escolar superior, e de não competência ao nível que ela se encontra. A sua atitude diante desse impasse emocional pode ser de felicitar o irmão ou carregar na mente a memória de não ser apta a ter o que o irmão mais velho conquista. Livre por felicitar ou escravizada de uma necessidade de higiene mental que pode perdurar até a fase adulta de poder inferior.

Higiene mental, portanto, é uma condição humana que relaciona o ego com uma estrutura consciente e o condiciona a uma mente saudável, na sua relação com o inconsciente, através de uma membrana permeável de fadiga, ferida emocional, convicção ou uma membrana de apreensão de pós-traumática.

Levantar, porém, a estrutura consciente é o grande desafio, que geralmente uma cultura monoteísta pragmática e fundamentada em certo ou errado, em moral de bons costumes, não se preocupa com o subjetivo emocional de causa e consequência, que dirá buscar fundamentação na física de universo e em lei de causa e efeito na matéria causal.

Por conseguinte, faremos uma contextualização dessas informações, para ligarmos com a mente subjetiva a teoria do caos psicológico, o drama social enfrentado pelo homem frente às suas convicções, de limitação pragmática de momento a momento, sem o devido intervalo de reflexão meditativa de limpeza na porosidade.

# PARTE III

# HIGIENE MENTAL NA FASE ADULTA

Para o desenvolver de uma característica habitual na higiene mental, é necessário que a fadiga de pensamentos obsessivos seja desprendida da característica habitual de pensar que a situação vivida seja normal.

O comum para as pessoas descomprometidas com o autoconhecimento, é encontrar a saída externa a ponto de acreditar que um episódio de erro é consertado com a calmaria, entendendo que, no momento de agitação, o desconforto pode permanecer reprimido e escondido. Superficialmente esta afirmação parece coerente, até podemos acreditar inocentemente, mas ao se tratar de vida traduzida em experiências cíclicas dolorosas, pode ocorrer uma ausência de responsabilidade por efetivo cumprimento de ira ou poder de insensatez.

A responsabilidade de um indivíduo sobre seu próprio desencadear de feridas emocionais não é departamentalizada em enigmas das emoções vividas na infância, adolescência e fase adulta, mas sim um conjunto de emancipadas ideias a respeito da vida, gerada por suas percepções aos cincos sentidos, somados à formação da psique em estágios anteriores da existência. O nosso ser é um complexo que configura as emoções transmutadas e geradas na concepção. O ser é parte de um fenômeno existencial que a psicoterapia transpessoal se sente à vontade para investigar.

No limiar de meu trabalho, eu assumi uma postura de ouvinte, mas conhecendo em síntese a história contada pelo paciente de sua vivência, sempre coloquei um questionamento em evidência. A pergunta tem como propósito identificar o sentimento profundo e facilmente observar que o sofrimento por uma desesperada tentativa de solução não passa apenas da busca consciente de negar o fato, para retomar o estado inicial de acolhimento organizado na mente. Embora cada caso seja particularizado, a busca inconsciente é o ápice da sessão, pois ali habita a íngreme montanha em busca de alívio existencial.

Todos os pacientes apresentavam tamanho espanto, quando no transcorrer de sua fala era possível identificar o que usualmente eu denomino de "o profundo". Por equivalência é a sombra, o nosso lado escuro, que buscamos desesperadamente pela luz. Devemos observar que, ironicamente, a sutileza da sombra é o poderoso símbolo de que a mente é a interpeladora em forma de conflito afrontoso, no qual um indivíduo tenta escapar por diversas formas de si mesmo.

Geralmente, a apelação ao modo de pensar é que todo pensador recebe, por meio de impulsos elétricos, o seu diagnóstico de reflexão, diante da percepção conduzida pelos sentidos, e na função de modo introdutório, preestabelecido e requerente de prioridade subjetiva na memória, ou seja, cada um direciona seu mundo interno como um comandante, do mesmo modo que o leme do navio deve se direcionar, sendo a vida o navio e o mar o meio que a realidade se apresenta. Caso o mar esteja agitado, o navio é levado, mesmo que o leme esteja direcionado ao lado oposto, de forma que o pensamento é o marinheiro.

Com esse exemplo podemos afirmar que os pensamentos conscientes são um conjunto de formatações grotescas, impossíveis de controlar em momento de grandes turbulências. É preferível que o marinheiro seja autoconhecedor de sua capacidade pensante e infrinja uma lei, no sentido de aquietar-se, observar o mar, como uma gaivota que sobrevoa ondas marítimas e não as toca. Assim é a serenidade encontrada dentro de si, um marinheiro prudente em seu estado de conduta condizente com as instruções do verdadeiro comando, o de seu leme interior.

Este tipo de informação parece um parafraseado muito bonito, mas como os pacientes conseguem essa performance? Desde que somos crianças, as apresentações novas de interações do aparelho psíquico não são de como desenvolver o poder de pensar, e sim de como configurar as emoções que machucam a desaparecem. Emoções tão distantes do profundo sentir, imersas ao superficial e ressentidas no apelo de afeto, com que nos apresentam com as migalhas de compreensão.

Dar um exemplo da dicotomia, profundo e superficial no âmbito psicológico, seria reduzir o prognóstico de um sentimento, mas o melhor que podemos considerar é: imaginem uma mulher sendo violentada sexualmente pelo próprio marido, e que ao modo de pensar do marido o ato é de direito. Quando esse casal passa por uma terapia breve ou comportamental, não se toca no assunto, pois a discussão de fato é colocada como: "Ele não liga para mim quando estamos na rua, com nossos amigos ele sempre fica contra mim e com nossos filhos tudo fica sob minha responsabilidade". Por sua vez, a fala do marido se reduz: "Ela é meio louca, eu sou fiel e trago dinheiro para toda a família".

Como seria uma terapia profunda e transpessoal, em que ambos são interpelados pelo que sentem? No primeiro momento o marido diz sentir muito e agora vai tentar prestar mais atenção, e a mulher diz que assim espera, e tudo volta à paz de contrassenso, afinal, um não viveria sem o outro. Se abordarmos um pouco mais, como vão resolver os sentimentos de mágoa e ressentimentos diante da discussão? E eles podem responder: "Já perdoamos", e se encaminharem para uma solução superficial, reprimindo em prol do bem-estar social.

Não é assim que a sociedade quer que as pessoas de bem reajam e, preferencialmente, não briguem mais? É um modelo padrão superficial considerado normal e feliz, admirado e digno de honras nas bodas de casamento. Como podemos então avaliar nos processos de autoconhecimento o que é higiene mental profunda? Há quantos ciclos esses sentimentos estão sendo reprimidos?

# PARTE IV

# O PROFUNDO NO CONTEÚDO INTERNO

Considerando as perguntas realizadas no capítulo anterior, é comum sairmos de uma discussão, de uma terapia, achando que encontramos a solução e irmos ao encontro da rotina estressante e robotizada, sem lembrar de fazermos a pergunta: Onde está a energia que foi produzida em mim no momento em que senti a raiva? Por que pensei que ela existia naquele momento e agora ela desapareceu? Por que fiz o que fiz e agora estou calmo(a)? E, agora, podemos fazer outra pergunta que pouquíssimas pessoas fariam: A mulher sente o estupro? De que forma? O homem pensa em qual é o seu valor para essa mulher? Na verdade, até que novamente e novamente aconteça outro desencontro tudo permanece, mesmo que doenças apareçam, que sonhos virem desafiadores demais e que filhos gerados repitam o mesmo comportamento, reforçando a falida forma de imaginar uma vida em abundância no propósito de se enquadrar na corrida do ouro.

Gerações e gerações apresentam esse padrão equivocado de fazer sua higiene mental, e o limite civilizatório não traz o meio necessário de pôr ordem no caos psicológico, através da pluralidade das ciências, da religião, da educação, e contribuir efetivamente para a loucura social de fobias, de crescimento geracional de doenças de poder e competição, de monetização de valores pessoais e humanos, de obrigações sem sentido no campo de comportamento religioso.

O homem se perdeu em suas buscas e não pode se lembrar que sua "cura" ainda é o entendimento, o conhecer-se de si mesmo. O autoconhecimento não é o melhor caminho encontrado por membros integrantes de bancos escolares, nem de igrejas, nem de sofás das trilhões, ou mais, de casas que buscam o entretenimento, de bancos de cinemas ou cadeiras de videogames na realidade virtual. O autoconhecimento exige do homem progresso, paciência, propósito e invadir o quarto "P" de profundo na higiene mental.

Na história descrita anteriormente, a mulher apresenta um diagnóstico de hipersensível, chorona, sem postura diante de seus medos, fraca e "reclamona". O marido, por sua vez, é tachado de valentão e, ora, rotulado como um "banana". Diante dessa promessa de vida a humanidade caminha para a dor e para a falência do subjetivo. As equações dos movimentos são sempre de subtração e nunca de multiplicação na sensibilidade para encontrar o erro, com grau de responsabilidade pela vida, pelos sentimentos e pelas desordenadas emoções.

A responsabilidade é um campo explicado apenas em virtude do trabalho realizado e do resultado obtido. Será que ser chamado de "chorona" ou de "banana", não é uma premissa que temos algo equivocado? Por que precisamos estar sujeitos a declínios sociais graves para chamar nossa atenção? Feridas emocionais são o que preenchem nossas cadeias, nossos hospitais, nossas escolas infantis, nossas universidades, nossos empregos, e ainda não temos a postura de falar de saúde mental como prioridade. Estamos alimentando uma indústria de remédios com essa ideia de que tudo precisa ser resolvido por imediatismo. Responsabilidade não seria a forma de representar o "eu"?

É possível sermos capazes, em gerações futuras, de desvendar o mistério da fé, baseados na ideia de responsabilizar Deus como o bem ou malfeitor das intimistas atitudes de nossa complexa mente? Quando poderemos encarar que nascemos para evoluir e não para brincar de casinha? Questionamentos parecem ser desafiadores para uma sociedade acostumada a receber de bandeja as respostas, e responsabilizar alguém informante, isentando-se de argumentos e poder, sendo apenas um representante e nunca um protagonista da própria existência.

Somos coadjuvantes de um filme que em algum momento será exibido pela alusão à nossa morte, que também não somos capazes de querer o conhecimento de como realmente uma morte no tempo e espaço acontece. Uma característica de certas civilizações é justificar a morte como desrespeito dentro de honrarias pela vida na matéria corpórea; já outras permanecem ignorantes sobre o que lhes espera após a morte, acreditando em um céu azul claro ou em um fogo eterno. Por que não levantamos o problema de ignorância de quem somos e não criamos uma cadeira em nossas universidades, onde a ciência catedrática queira provar que nossa mente é criadora de ilusões, de alucinações e nossa imaginação é capaz de criar uma realidade compulsiva e arbitrária que moldam nosso mundo interno? Nossas percepções são descartadas e reprimidas e não "damos a mínima", como se configura a linguagem popular, para um item sem importância.

Nossos médicos psiquiatras chegam até onde a colocação da medicina permite, adotaram a medicina do sintoma, salvo algumas exceções entre os gabaritados profissionais. Quanto às nossas formas de segregar o conhecimento em psicologia, como o estudo da psique, mas que deixam por morrer a ideia de responder a questões sobre a psique como campo mental, apenas no propósito de comportamentos sociais. Trabalham as emoções e não falam de suas translocações entre mundo físico e universo não local, ou seja, as translocações metafísicas. Por que assim acontece? Admitir com incredulidade o que não podemos provar é um mórbido e velho modo de ver o ser holístico e integral que somos.

Portanto, não podemos prosseguir sem antes verificar os conceitos que até então a terapia holística apresenta e não é considerada uma ciência fidedigna devido às suas abstrações com a parte do ser que é sutil aos sentidos da percepção humana. Nasce aqui um problema da conceitualização e a abordagem técnica disponível. Limitadas informações estão sendo divulgadas e oportunas experiências ficam guardadas por medo de críticas públicas aos que dela se beneficiam. Em meu consultório é possível verificar a presença de céticos e de curiosos, mas todos são totalizadores de como buscam respostas para suas angústias.

Como é definida a angústia? Ela é concreta por sintoma de dor no peito ou abstrata por um vazio no centro do peito? Devemos associar nossa angústia com a angústia de uma pessoa próxima, ou ela é diferente? Não falamos que é uma energia carregada de informação de pulsões elétricas gerada por outros impulsos elétricos. O que fazer com a teoria da disciplina física, de que semelhante atrai semelhante? Quando um elétron transmite a informação, nos revelando a dor emocional? Ferimento emocional tem critério de ferimento físico, que ao ser restaurado deixa cicatriz? Ignoramos ou não queremos aceitar por falta de provas empíricas?

Geralmente, a terapia holística é uma das disciplinas mais próximas de alcançar os fenômenos paranormais, que evidenciam e comprovam a existência da possível causa de efeitos invisíveis, com consequências nos sintomas visíveis. Com base em estudos filosóficos, as **emoções** podem ser descritas como fenômenos, pois são consideradas de ordem subjetiva e são inerentes ao campo inconsciente da mente humana.

**O Fenômeno emocional pode significar de posição imaginária ou não, presente em estado mental, e no circuito que percorre o corpo físico, através da demanda de um fator externo ao conteúdo entendido efetivamente pelo indivíduo como passivo, conhecido anteriormente pelo seu consciente.**

Esse conceito foi extraído empiricamente, mas de maneira voluntária e livre do sistema educacional tradicional, no momento em que reservamos o direito de expressar opinião conceitual com dados de laboratório nas experiências emocionais pessoais e de pacientes, dando propósito na definição. Propósitos como o de que uma ferida emocional não é a causa de emoção distorcida, mas é um mal-entendido pelo núcleo — ego da realidade externa que entra em conflito com outra parte aceita como passiva, localizado no conteúdo interno individual.

Como exemplo de emoção distorcida temos a compulsão de agressividade e o mecanismo de defesa transitório, que normalmente é apresentado como parte da personalidade construída pelo meio estressante que a pessoa vive. Até aí é correto afirmar que compreendemos perfeitamente. Mas onde fica o limiar da ferida emocional? Na infância, no trauma, como acreditamos em nossas teorias psicanalíticas freudianas? Afirmamos, nesta presente obra, que não apenas na infância, mas também como o psiquiatra suíço Carl Jung acreditava, **a nossa mente advém conosco e conosco permanecerá**.

## PARTE V

# MENTE ADVÉM CONOSCO

Desprovida de interesse em questionar as melhores das teorias, principalmente a clássica psicanálise, e que por profissão atuo em ordem diplomática com a teoria freudiana, pontuo minha reverência a Sigmund Freud. Nossa vida não é a mesma depois da aceitação do inconsciente pelos estudiosos médicos e pela psicologia moderna. Portanto, quero parabenizar a teoria que mais se aproxima de todas as observações realizadas em consultório de anos como fiel defensora da psicologia analítica.

Geralmente sou questionada: "Como posso ser imaginativa com a formatação de uma coisa embolada no processo de desembolar?". Sua performance de embolar é sempre produto de um complexo de personalidade, eu respondo.

**Na verdade, minha teoria é de que somos seres humanos presentes na Terra efêmera, chamada de Gaia ou Pompeia na visão extrafísica, habitantes de um planeta importante, porém microcósmico, quando da visão macrocósmica para o referencial Poder Divino, operando em milhares de faíscas energéticas, que para dentro de uma faísca nasce a Terra como conhecemos.**

**Faísca unicamente perdida em um tempo e espaço de caos e ordem, e fomentada pela energia de patriarcal e matriarcal, como uma fundida mistura de próton e elétron no núcleo atômico. Substancialmente é a mente criadora universal, que requer dentro do espaço-tempo improváveis e prováveis formas individualizadas em mentes particularizadas efêmeras e de eterna energia consubstancial geradora de improvável e de provável outras consubstancia.**

**Higienizar uma mente humana dentro de uma faísca cósmica pode parecer infinitamente insignificante. No entanto, para cada processo de limpeza que acontece no cosmos, a natureza consubstancial emite da mente efêmera uma resposta para a mente Criadora Universal. Do núcleo do DNA, parte essencial de cada organismo, surge uma informação eletricamente carregada, transcendente que fortalece a ordem sistêmica.**

Portanto, para cada indivíduo existe a mente superior e a mente inferior. A primeira ligada ao espírito de anima e animus, enquanto a segunda, não menos importante, é estratificada em masculino e feminino. Esse conjunto de entendimento é apropriado para desembolar a imaginação humana. Esperamos que nossa compreensão de tal teoria seja capaz de contribuir na elevada psicologia e filosofia de renomados eruditos, sem que esses se sintam ofendidos por não serem citados aqui como nossos instrutores.

Nossa teoria de individuação atual, escrita e muito bem fundamentada por Carl Jung, trouxe interpretações próximas à dinâmica de higienizar a mente em propósito de equilíbrio para requerer o direito de transcendência. Para a compreensão de individuação, dizemos que nosso campo de conhecimento julga, com a definição que ao tomarmos consciência como indivíduo passamos a buscar a aniquilação de nossas imperfeições, transcritas ou impressas em nossa persona.

Higiene mental profunda não é de fácil compreensão, e em nossa teoria humilde de anima, acrescentamos à grande teoria de Carl Jung a seguinte observação, que nosso potencial de anima e nosso potencial de feminino são distintos, ou seja, não podemos acessar nossa anima enquanto não transcendermos por completa individuação, consolidada no equilíbrio de masculino e feminino na mente inferior.

Estando em corpo físico não podemos alcançar o equilíbrio de anima e animus por completude, pois o animus é a criadora energia masculina do poder dissoluto do caos, e a anima a criadora energia feminina do poder construtivo da ordem. O caos atua como mantenedor de qualificada fusão de matéria tridimensional e estabiliza a existência do propósito da dimensão.

Para individuar, um homem pai de família, trabalhador braçal, com jogo constante de alívio em vício de bebida e encontros com amigos no final do dia, a escala de sutileza nos movimentos informacionais na evolução está de diagramação diferente diante do equivalente meio do autoconhecedor de teoria junguiana, como o técnico e o amplo campo de conhecimento da medicina neural ou cardíaca. Digo técnico não para pormenorizar a medicina tão importante que mantém seus profissionais atualizados, mas digo técnico, considerando o patamar de nossa medicina terrena na correlação da medicina extrafísica.

Com nosso exemplo, do homem comum, **temos a condição de dizer que todo indivíduo de estatura pequena, média ou grande, aqui descrevendo a estatura consciencial, é considerado integrante da faísca cósmica, portanto, é de interesse que todo homem ou mulher esteja ciente dessa natureza.**

Alimentamos a cadeia evolutiva e, no processo de individuação, somos, ora um protozoário, ora um ser de estatura não reconhecida pela fisionomia terrena. Dentro do ciclo erudito, a sutileza de desenvolvimento também é considerada de pequena escala para o que está em momento de desenvolvimento de consciência, fora da camada da estratosfera terrena.

Em consideração ao passado, podemos, no presente, ressaltar as contribuições teóricas e seus fundadores, porém é dever gerar novas interpretações e sucessivos esforços de também acreditar em novas possibilidades de avanços de desenvolvimento nos estudos de transcendência humana.

# PARTE VI

# LIMITANDO A HIGIENE MENTAL

Seremos um pouco didáticos nas explicações seguintes, compreendendo que um leitor sem a base teórica de Psicologia não compreenderia tais explanações, mas deixamos claro que a conceituação é retirada de possíveis estudos científicos escritos por nossos acadêmicos, ou conclusões de grandes doutores em suas teses disponíveis pelas grandiosas formas de pesquisa em bibliotecas públicas tanto virtuais como físicas.

É de sabida informação que nossos professores em Psicologia definem a mente como um campo de natureza geradora de pensamentos e de propósitos intuitivos na recepção tutorial de feitos dos neurotransmissores cerebrais. Mas acrescentamos que é de pequenez que não seja permitido identificar a intuição como algo metafísico. Defendemos a ideia de que intuição não é um fator de desconsideração no processo de crescimento e desenvolvimento mental, considerando a busca pela higiene mental profunda.

Limitar a definição de mente é também limitar a forma de encontrarmos a saída de uma higiene mental profunda e de quais benefícios seriam encontrados na totalização desse evento para a humanidade. Limitar por ignorância foi o que aconteceu por longos períodos da história, porém, no momento atual evolutivo, devemos considerar uma aberração por falta de abertura na consideração de avanços tecnológicos que provam a existência de um espaço tempo distinto, mas congruente ao nosso.

Ferir o corpo físico é ferir o corpo emocional e ferir o corpo mental, mas apenas podemos falar que nossa percepção de cinco sentidos só é apta a ver e sentir o ferimento físico. Nossa ideologia de conjugarmos ferimento em todos os seus aspectos — físico, mental e emocional — é de difícil aceitação, tanto para pessoas sem qualquer meio de prover conhecimento como para os que, em oportuna vaidade, constroem uma catedrática forma de pensar sobre sua existência.

Essa decisão de pensar sua existência não é exclusivamente por limitação fálica, como alguns psicanalistas já vieram colocar em pauta. Sugerimos ser de limitada ciência na religiosidade embutida há séculos, de que não podemos conversar nem discutir assuntos pendentes a plano além do plano físico. Nos atendimentos de ordem a alcançar a saúde mental, é de clara liberdade a fala de pensamentos ou sentimentos, mas todas as vezes que colocado em imaginação a ideia de livres e pensantes sobre a forma de aderir à espiritualidade, os pacientes são acometidos de culpa, apresentam uma conflituosa disputa entre o ser consciente religioso e o ser desconhecedor da verdade, acima do que já ouviu e internalizou como verdade absoluta diante de crenças religiosas, transferidas da imaginação humana de conceituação sobre "Deus".

Essa não permissão também remete ao entendimento de intuição, que ao definirmos nos precavemos em não sair além da própria palavra em si. Sabemos por locução que ela existe e que em raras vezes autodenominamos intuitivos. Então, para que ela serve? Se ela existe, será tão insignificante a ponto de apenas usarmos o racional como método científico? Por que a intuição é apenas colocada como uma função psíquica empurrada para a função inferior? Por que não posso estar escrevendo este livro e usando a função como principal e ser aceita como mediunidade telepática? Sim, seria absurdo escrever fora de um centro religioso ou místico. Vejam como ser médium de intuição telepática é problema dentro das cadeiras universitárias, local de onde saem nossos grandes influenciadores. E aqui vale um trocadilho, hoje no estágio de internet como meio de coexistir, influenciadores de pensamentos é o aplicativo que permite a imagem da pessoa que mais agrada e dá um alívio mental noturno em segundos de tempo, para não acontecer a reflexão madura e questionadora.

Imaginemos eu ou você, caro leitor, tentando entender a mente humana em segundos? Sendo que há séculos a humanidade caminha pela Terra e em nenhum momento deixou de progredir evolutivamente. Progresso que por diversas teorias e filosofias o meio oriental e o meio ocidental ainda não concordam em pontos tão cruciais e determinantes sobre a vida humana, como a imaginação ativista da cor de pele e o jogo de rivalidade por fronteiras. Rivalizar a ponto de matar a ideia de diversidade, sendo essa a configuração que permeia a natureza cósmica.

No limite de como a intuição é um meio ainda a ser explorado, alguns adeptos meditam para encontrar um meio de a mente intuitiva ser explorada e com méritos alcançar a natureza do divino, separando o profano com grandes esforços de silenciar os pensamentos indesejados. Essas práticas são de grande valia para acalmar o ritmo acelerado de pensamentos, mas ainda não é a forma de higienizar a mente que propomos. Essa experiência meditativa alcança algum mérito no plano da riqueza espiritual, mas em transcendência nada se pode conseguir, pois a continuidade da forma elaborada pelo inconsciente de prejuízo particularizado em seu conteúdo pessoal se mantém intacta.

O que seria então essa transcendência? Um jogo de garotas, ainda na fase infantil, nos dá um exemplo de como a meditação é importante para as riquezas espirituais. Elas se reúnem em espaço pequeno para trocar bonecas e roupinhas, acompanhadas de acessórios que dão performance à imagem feminina, como maquiagem e bijuterias. Ao mesmo tempo alimentam a ideia de um dia se colocarem como as mulheres adultas por elas idealizadas. Em estado imaginativo criam para si um meio de viverem a realidade impossível para a estatura delas, não é real, mas alcançam uma riqueza do plano pertencente às adultas, que elas sentem verdadeiramente como se estivessem ali.

Assim, se faz da imaginação ativa quando se utiliza o estado meditativo para imaginar figuras de lugares de riquezas em belezas, em serenidade, em propósitos elevados, lugares superiores ao limite enfrentado na realidade de percepção lúcida. Isso é válido, realmente deve ser uma prática incentivada e felizmente vejo até a medicina convencional apoiando. Porém, temos um contraponto a colocar em evidência, sem querer fadigar o modo de pensar de outros, que por anos e décadas se dedicam a fazer movimentos de positivos benefícios para corpo e mente.

Sabemos de todos os benefícios e o assunto aqui é intuição, então reitero a boa prática e defendo a ideia de que **alcançar transcendência é higienizar a mente inferior e estar em comunhão com a mente superior em todos os seus aspectos vividos no plano espiritual, trazer com fácil conexão para a mente inferior o diálogo interno, de elevada e ilimitada proposta em ser um ser unificado.**

Outros autores definiram como o estado de ser que habita em mim, ou também poderíamos citar mestres dizendo aos seus discípulos, não sou mais eu quem vivo e sim meu Self. Platão, filósofo grego, costumava deixar seus discípulos a pensar por horas para apenas definir "Quem vive?". Junto à filosofia grega, encontramos pensadores eternizados na tentativa de explicar suas próprias experiências místicas, e no campo de nossos estudos pessoais procuramos ignorar as nossas. É aplicada como uma decisão segura de Sócrates, em aceitar tomar veneno por imposição de hierarquia política, com a facilidade e veemência de um indivíduo que sabia que seus preceitos e valores jamais seriam perdidos dentro de si.

## PARTE VII

# LOCAL ENTENDIDO COMO PSIQUE

Nossa vida diária é de propósito nas manutenções de respeito e de categoria, situada em regiões de mente inatingível pela ciência é de difícil comprovação, a abstrata operação dos circuitos de ordem elétricas e magnéticas. Todos os aparelhos de pesquisa apenas captam a energia e não o campo informacional, portanto, não é comum o questionamento de qual seria a causa primordial do pensamento abstrato, quando esse é incomum para o momento vivido, podendo estar dentro de uma experiência traumática ou de frustração pelo indivíduo.

Queremos complementar a noção de manutenção de respeito e de categoria, considerando que todas **as atitudes são provenientes de estado mental, alimentado pelo fator energético geracional de impulsos de poder masculino vontade (animus), de poder feminino amadurecimento (anima), explorador de possibilidades.**

**A princípio, o masculino pode ativar a mente com lampejos de reflexos eletricamente carregados de carga, para assim se estabelecer o propósito de ativar o pensamento, que traduz o respeito a uma ordem preestabelecida, advinda do campo**

**informacional, que podemos classificar na categoria psique de baixa ou alta densidade.**

**Por assim dizer, temos a ação de resposta do feminino, que em sua característica magnética se traduz em fortalecer a carga elétrica no padrão de ordem e crescimento.**

Essa informação é para explicar o que os cientistas ainda pensam ser o pensamento de livre critério e produção apenas de impulsos elétricos cerebrais pessoais, e não abrem a possibilidade de interações com meio quântico não local, com exceção dos cientistas de cadeiras neuropsíquicas e espiritualistas, que assim como os demais fazem o nosso progresso e desenvolvimento de forma a construir bases de estudos futuros.

Com isso, consideramos nossos estudos originando este livro, com base na mente humana, com a configuração de um trabalho sério, que por anos nos dedicamos às pesquisas na vasta bibliografia psicanalítica e psicologia analítica. Por cultura, nossa academia universitária não permite soluções de forma quando o problema não é apresentado pelo campo empírico e desconsidera o campo metafísico e espiritual.

E, nos moldes que caminhamos, estamos livres de qualquer forma de pensar, sem que haja a possibilidade de considerar a influência do estado vibracional em diferentes dimensões e de diferentes estados frequenciais, alimentados por diferentes estágios de vida. Diferentes não significa não sermos semelhantes em essência elétrica e magnetismo, nem desprovidos de magnificência universal.

Localização é um termo complicado para se usar quando nos referimos a estado de ser. No entanto, a lógica de premissa estabelece que no universo da psicologia analítica temos o inconsciente coletivo que quantifica e que qualifica o mundo desconhecido por nossa consciência e até mesmo nosso inconsciente pessoal. Não declaram conhecer o inconsciente e sua formação, apenas consideram que nele estão nossos arquétipos e a sincronicidade existencial, que estabelece contato de imagem e semelhança.

Imaginem um homem que em seus afazeres considera a rotina como meio de trazer para si uma segurança e fora de alimentar na mente pessoal a probabilidade de um evento de sincronicidade no tempo de saída de casa ao trabalho. Essa dinâmica não permite nada de desfoque para que sua intuição venha à tona e recupere ação diante do trânsito de elétrons no seu mecanismo mental.

Por ele, nada é visto ou sentido, em sua visão limitada de efetiva realidade referencial dos estados vibracionais diferentes e frequência distinta aos cinco sentidos de captação de luz. Luz que, diante dos olhos físicos, forma a imagem neural, ou até um paladar, ou até um olfato, ou até um toque e um audível som. Nada pode ser captado dentro das inúmeras possibilidades existenciais sem o campo intuitivo estar na antena frequencial do evento.

Por que desconhecemos a intuição como faísca de impulso elétrico que carrega elétron para a formação de um pensamento? De onde vem a faísca, caso ela exista? Qual a sua causalidade? A lembrança de uma memória antiga é aceita como existente, a saudade de um lugar também é aceita, mas quando percebemos o mundo em sua forma abstrata de ser, negamos por atitude de conformismo na ciência que prova apenas os fenômenos observáveis estatisticamente por uma amostra quantificada.

Limitamos o ser em estatísticas matemáticas e informamos ao nosso mundo interno que como criança podemos e como adultos não podemos pensar e realizar o imaginário mental, de conteúdo da sincronicidade cósmica, da Lei por excelência empregada no Universo, ou melhor, no Multiverso em que a Terra se estabelece.

Limitamos a higiene mental, por desconhecermos nossas capacidades de intuir com a mente de homens evoluídos, talvez com a mesma incapacidade apresentada pelo homem de Neandertal em sua luta por sobrevivência. Será que nessa empreitada de evolução houve interferência genética de outras espécies que se adaptaram melhor? Foi alterado o DNA? E, no momento atual, por que novamente não poderia acontecer essa distinção de espécies? Homem x Homem evoluído? Evoluído por expansão de consciência? Pelos caminhos históricos podemos afirmar que é possível.

O porquê de estarmos relacionando higiene mental, intuição e homem evoluído se dá pelo entendimento do que teorizam por expansão de consciência. Nada é absoluto no universo, tudo é relativo quando temos um referencial. A teoria da existência de uma consciência mental já está em certezas e em convenções de abordagens médicas e psicológicas e não acreditamos mais no homem sapiens sem o seu saber, suas memórias, seus medos e seus desafiadores limites de lucidez e loucura.

Na nossa atual forma de civilização, estamos nos deparando com a IA, Inteligência Artificial, que apresenta uma complexa forma de armazenamento de dados e ao mesmo tempo geradora de ideias com a quantidade de configurações que se possa ter em seu hardware e algoritmos. As interações que a IA realiza são finitas, mas podem gerar um número extremamente elevado de combinações possíveis, calculável a partir das capacidades do sistema. Embora finitas, essas possibilidades tornam-se, na prática, quase incontáveis, dada a magnitude de cálculos e decisões que a IA pode executar.

Mas, deixando a IA de lado, é importante voltar às possibilidades de expandir a consciência humana. Até que ponto nossa finitude nos limita frente às improváveis maneiras de evolução consciencial?

Nosso cérebro cria suas próprias conexões neurais e interage com a mente, mas ainda não podemos comprovar se a substância ou o conteúdo da mente possui alguma equivalência com a estrutura de um átomo.

Essas hipóteses são ditas, lidas e reformuladas no passar de séculos, e nesse caminho podemos conjecturar como serão em passados milhões de anos para frente e conjecturar como serão as emoções, a intuição ou até mesmo como serão as relações de mente e homem no relativo espaço-tempo.

Felizmente, essas teorias permanecem como desafio para os filósofos de cada época, caso a tecnologia não nos auxilie a comprovar a existência e a consistência do inconsciente coletivo, que por sua vez pode deixar de usar a palavra "inconsciente", criando uma dicotomia "desconhecido e conhecido". Conhecido porque sua forma, quando trazida para a consciência, é indicada atualmente como lúcida, esclarecida e analisada. Será que o que é lúcido está, por sua vez, analisado?

# PARTE VIII

# ELUCIDADO MENTALMENTE NO FUTURO

Quando estamos em frente ao espelho nossa imagem se apresenta invertida. Em um período da história, não existia espelhos e os reflexos alcançados eram em rios. Com o passar do tempo, os avanços fizeram com que o homem tivesse o interesse em si mesmo, na sua imagem refletida de diversas formas exteriores.

A imagem de si mesmo somente poderá ser experienciada por completo quando conseguirmos a proeza de criar um espelho ou um refletor de nós mesmos, ou seja, um reflexo de nosso interior físico e mental, juntamente com o nosso exterior. Talvez fosse um equipamento anos-luz tecnologicamente, como uma máquina de ressonância magnética que escaneie a mente por completo, mas no desafio de apresentar suas interações.

Higienizar a mente seria uma prévia de limpeza, assim como quando observamos um foguete em seu lançamento, sendo televisionado, e identificamos que sua barreira de impacto com a camada terrestre é de explosão, mas logo entra no efeito flutuante no espaço. Pormenorizando o exemplo, podemos imaginar a mente como o foguete que flutua no espaço sem geradores de resistência e, ao encontrar esse estado, o indivíduo se torna presente em um silêncio profundo e escuro vazio.

Esse escuro vazio e silêncio profundo são a noção indicativa de que o indivíduo está apto a trazer para si uma coroada vitória no significante sujeito estado de ser. Isso significa que estamos na plenitude do reflexo na imagem, agora não mais invertida. Problematizando a teoria, parece um complexo de informação insignificante para encontrarmos a fórmula desejada por todos, em como eliminar a resposta altiva da mente, que se denota em emoções que, por vezes, podem ser transfiguradas em "leveza do ser" e em outras vezes em "pesado do ser".

A ordem de leveza ou de peso se dá por intermédio do efetivo meio de sobrevivência, que, como mecanismo de defesa, adquirido possessivamente, libera a energia de apropriação indevida na consciência. Como deixamos por completo a rotina de limpeza mental, a toxicidade do lixo emocional logo interage com a energia substanciada da emoção apresentada no presente. E a ordem de passado, presente e futuro gira como um carrossel de cavalos, cujos pilares sempre conduzem a um ciclo de repetições saltitantes.

Assim sendo, toda elucidação do futuro é perdida no momento presente com emoções do passado. Não podemos confirmar o término do ciclo de repetições na mente de uma pessoa, que garanta a higiene mental profunda, mas podemos alcançar pelas experiências próprias ou observatórios de nossos entes o quanto nos permeia o mesmo pensamento por horas, dias, semanas e, infelizmente, para algumas pessoas, por anos.

Mulheres aleatórias em idade, classe social, que podem ou não ter sofrido traumas relevantes, foram observadas no trabalho de terapia clínica e trouxeram um dado coletado. Sempre que seus parceiros colocam em situações de diminuir ou anular a pessoa, para alcançar resultados narcísicos, elas por sua vez não aceitam a separação como saída, embora falem desse querer, e sim por sentimento de pena de seus supostos malfeitores. Mesmo decididas e feridas, optam por permanecerem na dor de suas ausências. Não distante desse sentimento padrão em serem cuidadoras, a mente delas traz de volta a intensa inovação de tentativas de como se livrar do derradeiro parceiro e se colocam a sonhar como seria o próximo passo idealizado, sem a vivida dependência emocional imperceptível.

Em uma ingênua defesa e alívio, acreditam que a troca seria apenas um detalhe, e que a dor desapareceria assim que tudo fosse resolvido. É de prática fornecermos a informação, que não seria de uma mera especulação essa troca, pois esse ciclo se tornará infinito, até que seja feita a limpeza plena da ferida profunda que se tornou a causa, da consequência geradora de grilhões, necessitada de ser acolhida.

Acolhimento é a forma de dar significado à higiene mental da causa. Que em meio às tribulações da mente e em desembaraço seja eletricamente descarregada. Dizemos isso na sua forma literal. Tudo é energia e uma emoção pode ser medida em joule, caso inventassem um aparelho para medir proporção, e da energia dissipada na hora de uma discussão, por exemplo. Não é de normalidade falarmos de física em livros de abordagem abstrata, mas é de potencial requerer o advento dessa faculdade, e que nossos engenheiros inventem um aferidor das abstrações mentais.

Higiene Mental é, portanto, um conceito de difícil comprovação, mas em um processo evolutivo é uma necessidade básica. Assim queremos colocar, ao nos referir ao processo evolutivo como organização de uma espécie imatura para uma espécie por constituir habilidades desenvolvidas em paranormalidades. Isso sairia das telas da Marvel e seria constatado o homem em utilização de sua intuição rumo à faculdade mental absoluta.

## PARTE IX

# SER OU NÃO SER

Esta célebre afirmação, em suas construções diversas, vem ganhando notoriedade no palco da vida. Pertence ao meio filosófico e se tornou hilário para a população em geral. Se levássemos a sério a palavra SER, seríamos mais reflexivos, ou até mesmo mais desembaraçados mentalmente. Essa afirmação decorre da experiência como terapeuta. Observamos os pacientes em suas performances e com o olhar de quem não os julga, mas de quem acolhe, somos inteiramente receptores de conjecturas de ideias em como TER. Dificilmente encontramos alguém na postura de um interlocutor pretendente de desvendar o próprio ser. Já em muitos atendimentos a finalização de sessões é transportada para esse intuito, ir ao caminho do profundo e de elementar causa, caracterizando a aparente e exterior imagem que a meticulosa vivência se apresenta e não se capta a real mensagem.

Imaginem desportivos de práticas similares ao falecimento de suicidas, como pular de penhascos, ou pontes, e inalação constante na fabricação de venenos. Eles são acometidos de oportunas dosagens de adrenalina na queda ou de feridas corrosivas internamente, caso estejam desprovidos de EPI – Equipamentos de Proteção Individual.

Dizer que o corpo passa pelos mesmos momentos pode ser incontestável, mas e a mente?

O limite de sentimentos e emoções não corresponde aos aspectos improváveis que o meio fisiológico apresenta. Os sentimentos e as emoções estão além da natureza física, no momento de uma morte provocada, ocorrem na condição de acabar com a fronteira da sobrevivência midiática mental.

Uma fronteira da sobrevivência midiática é a comunicação interna entre fascínio e ilusão, entre ideia e certeza, entre amor e carinho, entre ódio e contestação. No caso de uma fronteira de morte, a comunicação se dá entre a sobrevivência e a vida, entre morte e escuro. Felicidade é a margem de alegria, mas não de euforia, e a morte é a margem de uma lâmpada no escuro, mas não de um fim.

Na verdadeira ou falsa história de que nos deparamos dentro de nossas mentes, a ilusão parece ser sempre o ponto de partida na holografia considerada de formato original para os eventos existenciais. Não se pode falar muito do campo de alucinações e de falidas memórias, já que para os monstros criados na fantasia é dada a chance de existirem no contexto real do imaginário.

Para o observador que evidencia essa tortura pelo lado de fora da mente pessoal, o momento é percebido e sentindo com fadiga, com imparcialidade e localizada em sentidos de percepções físicas e não com percepções de conteúdo interno. Esta fadiga é considerada empatia na possibilidade de compreender o outro como um sujeito, mas com a própria imaginação nos serviços de sua percepção pessoal. Se o observador é um mestre em si mesmo, saberá discernir o próprio imaginário e trazer da mente pessoal um processo de estatura acima do que buscou compreender na empática relação. **Isso significa que podemos compreender o outro apenas com a nossa própria estrutura e estatura psíquica, e nunca somos capazes de ser o outro em nenhum modo.**

Nessa distinção de individualidades e particularidades psíquicas, uma discussão é um gasto de energia mental e em seus aspectos físicos neurais, mas a holografia do outro sujeito, com mente pessoal e de conteúdo existencial próprio, nunca conseguirá empatizar a verdadeira posição absoluta da causa alheia. Limitar nossa percepção aos cincos sentidos é um prejuízo ainda maior.

Nossa mente inferior, não ainda madura, é capaz de se colocar no profundo sentimento de que podemos desafiar a Lei de causa e consequência, de virtude aparente e por feitos de imprudência quando se trata de elaborar o aprendizado de bulimia, por exemplo. Para uma pessoa que traz esse caractere mental de transitar na falta e no excesso, podemos deliberar a ideia que seu sofrimento se atualiza em períodos distintos.

Em momento que sua predisposição é de fadigar o estômago com um provocado vômito, a imaginação percorre a lucidez com a certeza de grande feito, a ponto que a possibilidade de limitar a ação é infalivelmente derrotada. A imaginação de ser magra separa o limiar entre higiene mental e limpeza estomacal, ou seja, nada é possível até que o alívio mental seja percebido novamente. Qual seria a causa no evidente pensamento de ser magra?

Autores metafísicos acrescentam que o afeto tem uma ligação direta com a maneira como nos alimentamos. Esse propósito de correlacionar alimentos com o modo de fisicamente tratarmos nossas relações interpessoais é preferencialmente de edição um pouco limitada, mas é de fácil complementação na ordem de oralidade e libido. Permanece então a teoria psicanalítica de desejo não correspondido na proporção de uma mente imatura, não satisfeita, que se percebe na ausência ou no excesso, de policiamento equivalente ao estômago que desenvolve uma gastrite por controlar libidicamente a produção do ácido gástrico, descompensando sua verdadeira função.

Já os fenômenos causais podem ser descritos por céticos como força do acaso, contudo em nossa mente nada é comprovado como jogo de sorte ou azar, no qual o jogador arrisca para obter um resultado com uma provável porcentagem de erro. Um dado seria como a mente se todos os seus lados fossem de número quatro, seis, ou de número um, e que o jogador imaturamente arriscasse sua jogada em número dois, ou três, ou cinco. Parece, de fato, que ser ou não ser é periodicamente interpretado com o questionamento de pensar ou não pensar, e a alusão feita não corresponde à mente pensante e sim ao pensador observador.

# PARTE X

# DESENROLANDO A PERMISSÃO

O jogo de dados, como exemplificado no capítulo anterior, pode nos levar ao entendimento de que a moeda de troca de um cassino são as fichas desprovidas de lastro, sendo apenas fichas, enquanto, quando lastreadas com o ouro de seu provedor, constituem uma rodada válida. Para nossa mente, sabemos que fichas são ilusões diante da configuração holográfica, não estando lastreadas pelo ouro de mente superior. Para um religioso, quero afirmar que não estamos falando de Deus, nem para um místico, estamos falando de Amor Divino. Então concluímos que o ouro pertence a um pensador observador de si mesmo, com estatura evoluída e individuada, concretizada na categoria de higiene mental realizada com sucesso.

Categoria que até agora defendemos e propomos que as etapas seguintes sejam observadas e vividas pela pessoa, inerentes ao desenrolar das realidades projetivas de tutoriais. Um tutor pensante pode introduzir efeitos na mente pessoal de outro sujeito, em formato de jogo de dados, como guru ou líder no limitado paradigma. Já o tutor verdadeiro, condicionado à inteligência de ordem primordial na mente superior, que é para o corpo físico e mente inferior, o Espírito Animador de condição ilimitada de contínuo sopro de vida.

Não há regras, muito menos listas de como se proceder diante da experiência corpórea no partidário passo de higiene mental profunda, todas as tentativas de submeter uma pessoa a acessar seu inconsciente são válidas apenas para a colocação de outra memória ressignificada, mas ainda assim memória. Ao passo que detectar uma memória no infortúnio, ou no desprezado espaço-tempo, é como agulha no palheiro e com muita sorte acessar a causa primeira.

Algumas técnicas de retrocognição até buscam estar em confronto com as causas no âmbito terapêutico, para em momento presente resgatar o passado quanticamente, assentando um futuro mais promissor. Desfalecer essas tentativas não podemos jamais, porém é sensato colocar o grande número de buscadores do notável momento causal, as inúmeras vezes que um terapeuta se atenta no diálogo com seu paciente, em escuta permanente do mesmo ciclo de angustiante tentativa pessoal da elucidação consciencial.

Quilômetros de caminhos percorridos em estradas de terra, com trepidação e por muitas vezes a pé, com sede, frio, calor, fome e com falência múltipla de alegria. É assim o decorrer dos anos para alguns que estão na jornada do herói. Um herói de muitas facetas de personalidades criadas para alimentar o ego humano no seu percorrer histórico e de evolução transcendental adiado. Ser um herói de mil faces, como no dizer popular, ou nos filmes notórios, dentro dos cinemas. Decepção parece ser a constatação desses estudos, mas não é por essa aparência que podemos permitir o viés do desenrolar das informações e dos estudos seculares sobre a mente.

*Nessa postura, travo a egóica condição humana e, como não posso acessar a própria memória que me faz semelhante aos pacientes buscadores de autoconsciência, sou a mais interessada em buscar, diariamente, a higiene mental profunda. Até mesmo penso ter enlouquecido por vezes diante dessa busca. E, nesse notável testemunho, posso afirmar que, na loucura ou na lucidez, eu questiono: onde está a racionalidade da mente?*

## PARTE XI

# LOCAL DE MASSA CEFÁLICA

Nossos avanços científicos nas matérias e faculdades, ligadas aos assuntos matemáticos e físicos, são prioridades para as engenharias, assim como as matérias e faculdades filosóficas e psiquiátricas são de altíssima importância para a Medicina. Essa equivalência poderia ser levada com mais atenção no portfólio de escutas das evidências de sensações humanas, descritas em milhares de consultórios pelo mundo afora. Seria indiscutivelmente necessário para todas as pessoas a compreensão do passo e do modo de como abordar e interpelar as próprias emoções, a fim de descrevê-las.

É por certo curioso como temos facilidade em distinguir e descrever a raiva e não podemos discernir claramente a emoção fixada no episódio em que nos julgamos anjo inocente e ferimos o outro. O sentimento de ameaça é destaque, mas engolido pela emoção raivosa. Por sua vez, a ameaça é a manifestação de causa primeira, de outro momento distinto dentro do contexto mental, onde o tema se tornou agora de híbrida fonte.

Desfazer o compromisso de não ferir passa agora pelo crivo com a meta de diminuir o oponente, até a sensação de alívio ser considerada a principal a se atingir. O alívio se perpetua, conforme a vitória é alcançada, mesmo que em projeção fantasiosa. Se o caminho das emoções fosse exibido, como cenas de um filme de faroeste, a personificação do outro seria o alvo, um revólver de tiro certeiro iria atingir uma imagem adulta, do mundo infantil, onde a criança, em sensação de ameaça, se iguala ao adulto opressor, para feri-lo. Geralmente, ferir o outro pode ser apenas ferir o outro, um simples desfavor a si mesmo.

Em fases distintas de nossa vida, passamos por graus de adaptação em nosso desenvolvimento emocional, podendo se relacionar ao ambiente e aos que dele fazem parte. Quando adultos, somos subjugados por nós mesmos, quando permitimos a influência do lado de fora, com propósito de não contribuir com o amadurecimento humano, em prol de uma gestada performance do mundo material.

A higiene mental é um tema discutível em algumas vivências adultas e podemos observar que não são sempre atitudes transcorridas do mundo infantil em sua totalidade. Há momentos e casos que limitam as tendências de ordem mental adulta, com uma simples tomada de decisão com base em tolices de marketing de compra. Um exemplo seria julgar uma necessidade de comprar um carro ou uma casa com base em emoções primárias, a ponto de impedir o progresso financeiro.

A higiene mental pode apenas ser necessária em momentos e casos de ciclos repetitivos de demandas de desordem mental. Considerações devem ser integradas a palavras de desordem, como sendo um caos de fadigas acompanhadas dos términos de propósitos, em que no início a fantasia tomou conta e a aparência de efeitos catastróficos não podia ser constatada pelo sujeito. Seria como um carente de mãe se casando, ou como um mendigo entrando em um shopping pela porta da frente. Dois exemplos que parecem ser irrisórios no contexto físico, mas a aparência da fantasia logo se torna sublimada, a ponto de se tornar tudo ou nada para o comprador de ilusões.

A imaturidade da atitude do mendigo pode ser percebida já na primeira loja que visita, onde, muitas vezes, ele pode ser expulso. Nesse processo, sua autoestima, abalada, tende a ser desconsiderada pela mente do observador, representada pelo gerente da loja.

Quanto ao carente de mãe, sua imatura fantasia é em conta--gotas externalizada, longínqua e sofrida é a autoestima abalada. Limitar sua emocionante caminhada por anos causa a escravidão mental e a difícil propensão ao desamor.

Literalmente, o local de massa cefálica é descrito como parte do corpo, cabeça. Mas, em linguagem popular, dizemos: "onde está sua cabeça?". Essa indagação remete à ideia de que para o mendigo ou para o noivo, afirmamos que seu local de mente raciocinante poderia estar nos pés, ou em outro local qualquer. Por que surgiu essa pergunta? Qual sua origem? A localização física da mente pensante não é provada estar apenas associada ao cérebro, coração da cabeça?

Essa ideia levanta a questão: onde fica a mente? A Filosofia sabiamente coloca como juízo de categoria elevada no pilar acima da estatura humana, pois é sutil, é abstrata, é de peso que não se pode aferir. A libido de Sigmund Freud constata um desejo de ordem sexual, que não era de sexo em si. Para ele, a libido era determinante no desenvolvimento humano, enquanto que para Carl Jung a libido seria de ordem subjetiva. Essa energia descrita por energia psíquica pode ser um caminho a se seguir no momento em que buscamos resposta.

Felizmente, esses autores se complementam em suas teorias. Talvez essa afirmação não seja aceita por todos, mas as evidências no modo descrito por Freud e Jung são de se imaginar que seus estudos provam, empiricamente, o que não podemos considerar ciência, e sim pseudociência. E não sairemos dessa discussão caso queiramos falar sobre a mente ou como higienizar a mente de forma profunda, considerando a sua sutilidade e o seu local.

# PARTE XII

# MENTE ABSTRATA EM HIPÓTESE

*Como escritora, quero estar livre para julgar os meus estudos em hipótese. Digo isso para que você, leitor, apenas venha a acompanhar o meu raciocínio. Não tenho a intenção de convencê-lo como por certa, sem a fadiga de provar alguma teoria com evidências, ou estatística. Porém, caro leitor, persista na leitura e perceba se minhas palavras não fazem de você um alimentador do meu consenso. Caso isso seja de comum acordo entre nós, já é produtivo em frutos da minha árvore plantada em solo de difícil rega, pois a chuva não é somente de campo físico e sim de plano espiritual. A terra que piso não é a mesma terra que minha orientação de virtudes e moral habita. E esse habitante tão longínquo me explica algo inerente à mente humana da seguinte forma:*

1. A mente humana não pode ser considerada de exclusividade e inteiramente pessoal;
2. A exclusão de alimentos tóxicos, como estudiosos acreditam, não mudaria sua constituição;
3. Exercícios físicos não afetam a mente;
4. O limiar de lucidez e loucura não depende de poder ou de autoconhecimento;

5. Rir como meio de encontrar alegria não condiz com uma mente feliz, porque felicidade não é mental;
6. A Mente, todavia, não pode ser encontrada em tempo e espaço único;
7. A mente tem por certo outro meio de ser expandida, além de conhecimento;
8. A mente não é controlada por razões e emoções, conhecidas ou desconhecidas a uma única consciência dominante de existência;
9. As variações mentais são de estaturas distintas;
10. Crenças adquiridas em imatura vivência impregnam a teia das faces da personalidade, assim como no tempo e espaço da Alma.
11. ...............................................................................

## 1. A mente humana não pode ser considerada de exclusividade e inteiramente pessoal

Contestar e considerar absurda qualquer ideia que fosse inovadora é de normalidade para os céticos, para os ateus, para os que nunca se depararam com nenhuma ideia de inovação dentro de seus contextos religiosos. Logo, falaremos para as pessoas que, cansadas de levantar diariamente, felicitam o sol com um café e perduram na construção de recomeçar imediatamente a vida nos comandos da centelha divina e que, hipoteticamente, acreditam no vulcão incandescência gerador de combustível para seus caminhos infinitamente. Estas estão dispostas a buscar respostas que assegurem seus paradigmas de conforto e possam assim substituí-los.

Grande parte da projeção que fazemos de nossos ferimentos emocionais está de acordo com o aconchego de natureza do júbilo recompensador, de características mórbidas e de decadência moral e intelectual. **E o local onde permanece intacta a vida em essência é a urna de ouro, inatingível pela ignorância da experiência material e da efêmera produção do ouro de tolo.**

Uma feijoada seria um exemplo, ela é em sua forma descrita como uma mistura de proteína, de leguminosa, e sabor de carne de porco no paladar de negros ancestrais. Hoje, essa receita é típica de lugares que recebem turistas, apreciadores do alimento como projetores de ferimentos de escravos, com senzalas transformadas em belos restaurantes. Decadência moral e intelectual da época não se pode mais ser descrita nesses locais, pois lá o aconchego de natureza jubilando a vitória de abolição é o limiar de ferida a ser esquecida.

Imaginem por um instante se, ao entrar nesse restaurante, sua capacidade mediúnica te levasse a esses momentos de feridas em negros, que com correntes aos pés se alimentam de feijão preto trazido de país de origem, e plantado com desdém pelos futuros abolicionistas, ainda ignorantes diante da crueldade executada em poder da vida de outro ser humano. Onde ficaria sua atenção agora? Seria prudente que, ao se alimentar de uma deliciosa feijoada, agradecesse o tempo histórico da sua profética vida. É desconcertante colocar como profética para um homem de saúde, comendo em restaurante a feijoada, acompanhada de uma bebida tipicamente brasileira, a caipirinha, possa não lembrar que outros seres profetizaram juras de liberdade naquele ambiente.

Imaginem agora a possibilidade de, em mente de negros escravos, a sua experiência ter sido considerada. Ele não pôde vivê-la além da sua própria mente, criadora de uma imagem receptora de improvável projeção de tempo e espaço. Em futuro distante, jura o negro, "seremos livres e aqui será um lugar de alegria e festas". Onde ele buscou e compartilhou a ideia? Pois isso só foi considerado no momento em que mente inferior, de vivência de dor extrema, pôde felicitar a intenção projetiva de uma intuição gerada por mente superior. Ela não interpela o trauma como adversidade de morte, ela traz de urna de ouro a posse de feijoada para o provedor de abundância.

## 2. A exclusão de alimentos tóxicos, como estudiosos acreditam, não mudaria sua constituição

É de mérito e de direito, imponentes monumentos de homens que ao longo da história dedicaram suas vidas aos estudos científicos, de uma maneira pública ou de maneira anônima. Nossa gratidão será sempre lembrada em nossos momentos de comodidade, de fácil aventura de locomoção, de grande riqueza de recursos disponíveis para suprir nossas necessidades básicas e demais futilidades imperativas ao nosso conforto.

Esses benefícios são vistos como progresso ou avanço e não podemos deixar a ideia de ser retratada. Apenas faço uma colocação de questionamento sobre o que é progresso. Poderíamos, dentro da gramática permissiva, separar a palavra em "pro e gresso", pro é um prefixo de "se adiantar". Imaginem um aluno diante de um professor se adiantando, ao dizer a ele que o conteúdo que o mestre quer explicar em sua aula não poderá ser assim ensinado, pois todos ali presentes já têm o devido conhecimento.

É direito do professor explicar seu conteúdo, com a certeza de que alguém ali se propôs a sair de casa e a ouvi-lo. É direito do aluno se adiantar na comunicação que aquele pertinente assunto é de seu pleno domínio. Assim, como é de direito dos demais alunos concordarem com o professor ou com o aluno interlocutor. Agora, podemos pressupor que não conhecemos jamais o conhecimento de professor ou de alunos.

Em uma sala de aula os alunos são uma amostra de contexto estatístico de uma população estatal. E agora imaginem o professor transmitindo um conhecimento de feromônio da espécie de animais de grande porte, como o elefante asiático, sendo que sua sala é localizada no polo norte. No polo norte, a maior população de animais se registra em espécies, que se perpetuam em feromônio impossível de ser identificado pelo elefante asiático. Sua estatura nesse momento é irrisória diante da distância.

Como o conteúdo interno mental de cada aluno pode interpretar tal afirmação? Para a grande maioria dos residentes locais, um elefante asiático tem a conotação de um elefante marinho, se hipoteticamente esses alunos não tiverem conhecimento por imagem real ou fotográfica. Outra hipótese seria mostrar por vídeo o animal de tromba enorme. O que mudaria para esses alunos no entendimento de feromônio? Vejam, a ideia de imagem pode ter sido alterada, mas o entendimento de feromônio, não. O propósito do professor foi concluído? E se a escola desse mesmo professor estivesse localizada na Ásia e sua turma estivesse em visita a um safari e tocasse em um dos elefantes ali como modelos? A ideia de imagem mudaria novamente, afirmamos com certeza, mas e o entendimento de feromônio?

Com a mente, o processo de interpretação está ligado com o entendimento? Com a imagem? O processo de observação do conteúdo interno pessoal está para os alunos de forma similar? E quanto à ideia, o conteúdo interno pessoal é modificado de maneira que os mesmos podem descrever a experiência de utilidade para a própria futura vida? Poderíamos estar aqui apenas citando as infinitas possibilidades a serem questionadas. E o feromônio jamais seria percebido de maneira a atuar na sua verdadeira função, afinal, não somos da mesma espécie que os elefantes asiáticos e não podemos sentir.

Nos colocamos, no entanto, como observadores, como os agentes de uma intrigada vivência estereotipada de pequenos, mas adjacentes relances de igualdade se considerarmos nossa experiência pessoal. Uma busca de entendimento amplo e de inovação seria completa se assimilássemos o mundo inconsciente do coletivo, de maneira a trazer dos seus registros o que é de memória no infinito arranjo da teia cósmica, onde ora somos o sujeito observador, ora somos o sujeito do sentido.

Considerando de apoio moral e de raciocínio lógico o poder de um aluno, de ser um buscador da verdade em ideia de professor, agora considere o apoio de sábia e de grau de magistratura estrondosa se a fonte fosse de conhecimento universal, onde todas as perguntas de anos cósmicos de construção estão caracterizadas como disponíveis e acessíveis aos que por elas se interessam.

Observamos que ser lógico não é informação de raciocínio. Podemos questionar se as informações tóxicas de músicas, livros, filmes alteram a constituição da mente inferior, mas como seria a pergunta para a informação do elemento subjetivo traduzido pela música, pelo conteúdo do livro, ou pela emoção da mocinha telespectadora do filme? Retrato de fotografia é entendimento de constituição para a mente humana?

## 3. Exercícios físicos não afetam a mente

Como ser prudente no que se refere ao corpo físico? O caminho de tratamento lícito e de contexto imaginário da mente, tudo que é aceito como gostoso e prazeroso é por definição rico em propriedades que devem ser orientadas na contínua ordem. Uma preguiça estabelecida tem por ordem o caminho da cama; um prejuízo de fadiga com o torturante calor de exposição ao sol em demasia é logo entendido pelo corpo que o caminho é uma sombra ou uma água refrescante.

Assim sendo, o corpo obedece à mente? A mente obedece ao corpo? Nessa complexa via de mão dupla, não é de consenso a aceitação que buscamos o prazer ou o prazer é que nos é dado como ordem. Independentemente das constatações em pensamento científico sobre esse assunto, é de se presumir que na falência ou no esgotamento físico é logo mentalmente autoritária a ordem em busca de alívio. Ao colocarmos atenção em nosso corpo, a mente obedece ao comando de descanso ou de ir para uma sombra. Ao colocarmos atenção em nossa mente, o corpo se dirige ao meio mais propício de relaxamento ou até uma busca por uma bebida refrescante.

Por esse exemplo podemos definir o critério de improvável poder de gerar a ordinária teoria de sair do que está no caótico, é materialmente o princípio da lei de ordem, postulada em Física como a de minimizar confusão em local de normatização confiável.

Em postulados de Física Quântica, a sensação de nossas percepções é desconsiderada, pois não é o seu objeto de estudo, porém podemos aqui ressaltar como é de prudência para nós, estudiosos da mente humana, levantar nossas teorias no que implica propriedades que estabelecem bem-estar mental associado com o bem-estar físico.

Local de bem-estar é de mente ou é de Alma? Posso afirmar que o bem-estar de corpo físico todos já estabelecemos, até que de forma inconsciente, a observação pessoal é empírica. E, como podemos trazer para o campo do sutil e intocável desejo de ser? Desconsiderar o imaterial é negar a existência de algo mais. Por que não podemos falar claramente de diagnósticos de mente, sem seu bem-estar normalizado? Por que não podemos afirmar que o câncer energético mental é provável de existir?

Podemos problematizar nossas células carregadas com energia de sintoma apresentado como disforme, e como seria possível de não estarem carregadas eletricamente de um núcleo de enfermidade no campo "não local" em matéria? O objeto de estudos dos sintomas de dor de um indivíduo, inconsciente com a realidade do SER por completo, aos moldes dos dizeres populares, é mais bem avaliado se "deixar a fé cuidar disso", em muitos casos.

A fé não passa de uma maneira inocente de olhar o produto do imaginário mental, que um dia esteve em meio à ordem e a mente registrou como organização primordial ou preestabelecida, onde no possível estado de desordem promove todas as tentativas de desfalecer o caos, entrar em processo de cura por intermédio de um complexo conjunto de corpo, mente e alma.

## 5. O limiar de lucidez e loucura não depende de poder ou de autoconhecimento

Limitar a imaginação de uma criança é muito fácil, se desviar a sua atenção a outro centro focal. Considere um menino de pouca idade, na qual seus pais devem estar atendendo todas as suas necessidades, com o intuito de permanecer no campo de visão supervisionado cem por cento do tempo, pois ainda a criança em fase infantil requer cuidados estruturais de sobrevivência. Sua infância está inteiramente organizada pela maneira que os seus pais interpretam, sendo a melhor forma de educá-la. Alguns poderiam até se lembrar da própria infância e outros de nossos leitores se remeteram a pensar nos filhos?

Não importa qual experiência fez sentido na memória, apenas é considerado aquilo que é conveniente à memória trazer à consciência. O fato esclarecido fica de representação pessoal, enquanto o fato de real compreensão é de representação genérica. O que é proveniente de lúcida memória? Não foi apresentado nada no exemplo que fosse de particular história. *Mas, com a convicção de que acerto como escritora é que para você leitor, que aprendeu a discorrer esses escritos já passou pela infância. Então, afirmar isso é por evidência lógica.*

Agora continuaremos no exemplo ainda infantil, trazendo o relato de uma pessoa adulta com seus 22 anos. Em seu limiar de lucidez afirma que sua mãe não esteve presente no seu primeiro dia de aula e que seu pai não esteve presente no dia de apresentação de pais de escola onde cursava a fase maternal pré-escolar. Com ligeira memória, lembra do dia em que coleguinhas estavam sendo amparados por seus pais e, no desconforto, conta da questionada mágoa que sente, pois o amor fraterno era uma chave de elucidação para a afetividade ausente.

*Ao meu relato, muitos dos caros leitores agora buscaram em lembranças fatos similares, salvo os que não frequentaram escolinhas pré-primárias, salvo os que a mãe esteve presente, salvo os que o pai por destino já era falecido, salvo os que nunca fizeram uma apresentação escolar ou salvo os que são órfãos. Esses são alguns dos exemplos que poderiam questionar as infinitas possibilidades de não terem memórias similares.*

Estudar a similaridade não nos deixa à prova se a mente participa ativamente, de forma que o poder de interagirmos na memória dos outros nos remete à nossa emoção real ou imaginária. O que observamos é que todo potencial de emoções é, de certa forma, armazenado e estimulado apenas quando o fragmento da memória é acessado. O sujeito é o observador da sua memória ou da memória do outro? Por que acessamos a nossa memória, enquanto o outro se pronuncia, se nosso desejo não é de referir a esse compartimento de referência? Quando estamos diante de um filme, a imagem segrega a imagem de nossa memória? Por sua vez, como se distingue a emoção proveniente da nossa memória que desejamos acessar, ou da que fomos induzidos a acessar?

A Hipótese que consideramos em nossos estudos de autoconhecimento é baseada na afirmação retirada de versículos bíblicos, que qualificamos modelo de referencial sem qualquer contexto religioso cristão e, assim, percebemos também a visão do mestre Confúcio em alguns escritos de presença espiritualista e política ao mesmo tempo. Nos escritos dos evangelistas é pronunciada a repetida fala de Jesus: "Fazei isto em memória de mim".

Sem nos preocuparmos com o contexto de sua fala, Jesus afirma a existência de uma memória fotográfica, de uma imagem que permanece na memória dos discípulos presentes. Poderíamos afirmar que no momento que o padre é colocado a repetir essas palavras, a mente dos fiéis católicos acessa a memória dos discípulos presentes?

**Se sim, a memória é definida em sua performance no tempo e espaço, e sua constituição seria de teor no limiar da lucidez e da loucura. Se um paciente psiquiátrico acessa uma imagem de sua memória, podemos, em falso testemunho, colocar sua ideia imaginária ou real? Se não, a memória é definida como estruturante no propósito da vivência pessoal e os fiéis apenas carregam em si a lembrança de suas mães e seus pais em missa com observância de um padre e confirmam um dogma traduzido em crença de um mito místico.**

Um paciente psiquiátrico acessando uma imagem de sua memória é colocado em choque pelo enfático descontrole, e não pela construção de realidade ou loucura da imagem que em sua mente se constitui como alcance de um mito. Na liberdade de expressão física do controle ou descontrole, ignoramos a mente e sua adquirida manifestação em si, nos apropriando do que é considerado apenas no risco para o bem social.

## 6. Rir como meio de encontrar alegria não condiz com uma mente feliz, porque felicidade não é mental

O desejo de se colocar no rol de pessoas felizes é considerado tema de conteúdo consumido por milhares de pessoas, de forma frenética a encontrar uma fórmula, um modelo ou um guru. Encontramos até a ideologia de encontrar Jesus ser um item relevante nos pilares de igrejas sádicas e ávidas a encontrar um cordeiro, às vezes, pastoreado por um lobo. Enfim, o desejo é o nosso objeto de interesse central.

É nos confiada a desconcertante história de felizes para sempre, e nosso imaginário releva e ressalta o que é alva e discrimina, reprime o que conceituamos genericamente como fogo de labaredas erguidas no simbólico inferno mental. O que, por muitas vezes, não trazemos uma clara compreensão que nossa mente está em constante ou em determinados períodos acessando o simbólico inferno mental.

Somente terapeutas percebem isso? Somente médicos psiquiátricos configuram esse diagnóstico? *Não, por certo estou que não.* Todos, de alguma forma, constatamos que podemos estar em confusão, em conflito, em dúvidas, em características como se estivéssemos em um desfiladeiro sem saída, e rir não é uma manifestação física que podemos compartilhar com os nossos.

Imaginem uma mulher atarefada com casa, filhos e trabalho. Sua conduta de dona de casa é distinta do personagem criado no campo profissional, onde sua persona é sorridente e simpática na presença de clientes. Quando seu dia acaba, o personagem sofre um deslocamento em virtude do cansaço e dispõe a ir para casa em companhia de um leve sorriso até o vizinho de apartamento encontrado no corredor. Já em ambiente interno de sua casa, seu sorriso se depara com firme propósito de ser completa como mãe e como esposa. Seu rosto se desfalece em desânimo em meio à jornada dupla, mas ela permanece firme.

O olhar demonstra a "janela da alma", em afirmações de poetas e escritores, mas o olhar para o observador despercebido da tristeza subjetiva é a janela de flores secas na amargura. Essa sugestão poética nos permite trazer o respeitoso Goethe em seus poemas plácidos de natureza dramática, onde sua lembrança é de ser considerada no nosso próprio modo de vê-lo. Fausto seria o mais famoso personagem de sua arte, mas como pensar em sua fama de poeta a ser desbravada, mediante uma análise pessoal?

Os poetas, de modo geral, nos remetem ao sentimento mais profundo, que não é de fácil acesso para uma pessoa despercebida. *Penso ser como uma poeta quando penetro na longínqua fonte do ser de meus pacientes, mesmo de pertencimento de quem observa. Sou levada a acreditar nisso, não pelo fato de querer cumprir meu papel contratado, mas sim de como entender a jornada da alma. Alma que se revela sorridente na tristeza e incansavelmente busca seu estado de felicidade.*

## 7. A Mente, todavia, não pode ser encontrada em tempo e espaço único

O poder de inocência é sempre o fato que o indivíduo que dela se apropria não sabe ser distinto em autoritarismo e atitude de reclusão, diante do próprio desejo de ser poupado de uma responsabilidade ao constatar a ignorância da situação. Como exemplo, podemos trazer uma filha que se põe ao desserviço de gastar sua mesada de maneira discriminada com futilidades, para que o pai possa manter com ela um vínculo eficaz. Ela não considera, em hipótese, ser o pai o homem que em morte pode prover a herança. Em seu imaginário, o pai será de futuro sempre o ator principal e provedor das moedas que constituem o símbolo de laços emocionalmente entrelaçados. Para ela, entretanto, o pai é eterno dentro de sua efêmera vida física.

Com esse estágio de inocência, a vida se desvenda com os desafios cotidianos até a fase adulta ser apressada em trazer a realidade de trabalhar e se autossustentar. Na imaturidade, ainda continua a buscar em namorados e marido o sustentador, pois a transferência parece ser mais fácil do que ter que olhar ao redor e concluir que a evidente e poderosa fonte de moedas é agora de ordem a exigir renúncias, como a de não poder ferir com palavras de menina birrenta.

Esse contexto de menina birrenta autoritária, em conflito com a escondida face da incapacidade, pode ser um retrato de muitas mulheres adultas, que acreditam em não ser de direito e de dever as responsabilidades da individualidade.

No entanto, é como de natural esse procedimento e é de modo comum a ser encarado como traço de personalidade. No consultório, a vinda de pacientes diagnosticados por psiquiatras com transtornos de personalidades é comum aparecer para esquivar-se da psicologia tradicional, com o intuito de encontrar um caminho alternativo, holístico, para sair da dor descomunal de rejeição. Em um dos retratos apresentamos um caso acompanhado por mais de três anos.

*Não é um caso de sucesso, é um caso de estimativa julgada semanalmente por métodos psicanalíticos tradicionais e ilimitados recursos da terapia holística convencional, pois a paciente era instável e normalmente a sessão se resumia à escuta de méritos e deméritos da fantasia de ser amada por um alguém imaginário. Especificamente e de particularidade pessoal, na qual não podemos entrar em mais detalhes, ela criou para si uma ideia de ser enamorada por uma outra pessoa e o abstracionismo era pôr em prática os recursos da falta no centro da imaginação.*

*Em certo momento a figura de namorada se apresentava como a heroína, a bela, a feiticeira sexual, ao passo que ao término da sessão sua figura amada se transformava em um monstro que, como um gigante, pisoteava no coração da vítima. Isso era um ciclo de mentiras intermináveis, pois a cada conversa ela gerava uma nova forma de transitar entre a bela e a fera. Estar em companhia desse imaginário e nessa realidade interna intransferível era por mim ouvido e interpretado como um recurso de possível forma de entrar na realidade interna. Seria como se o personagem nos desse a oportunidade de tirar o melhor da essência do paciente.*

*No início disse que considerava de abordagem holística, porque minha definição para a palavra holística é de complemento com a definição dada pelos nossos dicionários. Digo que posso complementar uma definição sem a pretensão de discursar em rebeldia, mas sim atualizar a definição para eu mesma compreender de fato o que podemos conceituar. Como é de praxe, para mim, como acredito ser para os demais, buscar definições agora em nosso pesquisador virtual, considerando este ter as respostas a serem consultadas com suas referenciais fontes.*

*Não o suficiente encontrado, fui pesquisar em fontes diversas para chegar à conclusão do termo.* Assim, escrevo esta definição: **holístico significa o integral do ser localizado em momento descrito em espaço e tempo improvável na ilusão ou na realidade com frequência vibratória densa ou sutil, derivado das propriedades da mente pessoal ou da mente coletiva dentro do simbólico ou do sinal construído de uma imagem escrava ou de uma imagem livre no mito ou na ideologia pessoal, que foi gerada na ignorância ou gerada no conhecimento em essência, pertencente ao meio cósmico.**

## 8. A mente tem por certo outro meio de ser expandida, além de conhecimento

Em nenhum lugar o modo de ser colocado o fermento em massa de pão é considerado desnecessário, pois o resultado é de proveito para toda cultura, toda época e de toda condição de qualificar como saudável. Hoje, a fermentação é de biologia higienizada, mesmo que fúngica. Parece estranho que um mesmo ser, como um pequeno fungo, pode ser de origem e predominância procurada para um fim, enquanto podemos esperar por outro resultado em outro de mesma classificação. Portanto, não é incomum que a maioria de humanos pode ser atacada por fungos que promovam deformação em unhas, que a pele fique irritada, que o cabelo sofra de quedas ou até com uma ingestão ocorra uma desordem gastrointestinal.

Um ferimento emocional pode ser comparado aos pequenos seres. Em uma briga, percebemos os que atacam em mimadas vontades de crescimento proliferador de desejos na vingança, no ódio, no poder de grande ferida externa e interna. Assim, percebemos esse mesmo indivíduo briguento, em postura de mimos com sua amada. Podemos concluir que essa alternância de desejos, envolvidos em amor e ódio, é de uma imaginária e passageira compreensão de suas próprias emoções e instintos.

Não é incomum ataques ou mimos em pessoas com a capacidade de ser interesseiro ou gerador de reconhecimento. Em família de fungos, a determinante escolha de utilização em fermento é avaliada em laboratórios de Química e os resultados são de confirmação na matéria biológica do organismo humano. No entanto, na família de seres humanos, a determinante escolha de conselheiro em conhecimento é apenas avaliada na matéria de experiência dramática de erros e acertos. O que sabemos por certo é que a fermentação e proliferação dessa imaginária compreensão de emoções e descontrole de instintos é de incontrolável existência na sociedade e na mente humana, que encanta os estudiosos da vida humana.

Limitamos nosso exemplo ao fungo, mas é de ilimitada comparação a outras classes de animais. No caso dos felinos, a forma como marcam seus territórios é de impressionante e exaustiva caminhada em meio ao terreno em que seus instintos determinam com os responsáveis, na manutenção de ordem e desejos de procriação. Esse modelo nos remete à ideia de que instintos humanos também separam seus pertences em propriedades territoriais e colocam em disputa seus desejos sexuais em prol da manutenção da espécie.

Onde estamos querendo chegar? Até onde nossos antepassados nos permitem mudanças no modo de ser? Livros de conhecimentos são explícitos em bibliotecas públicas como fontes de conhecimento, mas é só assim que expandimos a consciência? O que é expandir a consciência? Não podemos acreditar em tudo que está sendo apropriado pela internet e utilizado pelos recursos de IA. Então, como impor o limite de informação e aprendizado das imagens formatadas e escritos absorvidos por nossas mentes? *Continuo, assim, por perguntar: isso é expandir consciência?*

A mente inferior, correspondente à parte egóica do ser, está por vezes a ser contaminada por informações abstratas, mas ainda informação processada que fere seus próprios instintos, como a publicidade em âmbito sexual. A pornografia por jogo de prazer fácil em corpos alheios, com uma desrespeitosa falência conjugal e imatura sabedoria de loucura em orgias, pode ser revelada nas cicatrizes que homens e mulheres sofrem em suas relações afetivas.

Aqui, não quero discutir o assunto descrito, apenas citá-lo como exemplo de fogo que queima, o medroso e corajoso em se expor a essas questões. O Medroso é atingido emocionalmente por diversas formas, mesmo que de sua mente não derivem essas aberrações, mas pode ser queimado pela dor de seu próprio imaginário desejo. Já o corajoso é tostado fisicamente e emancipa uma delicada projeção de prazer momentânea, que precede a imoral dor de libido sexual em crescente desordem, acarretando em futuras promiscuidades.

A instalação dessa queimadura gera ao desavisado incontáveis possibilidades de imagens cerebrais, absorvidas como informação aprendida e armazenada em memória. Em item anterior foi descrito que o limiar de lucidez e loucura não depende de poder ou de autoconhecimento, e agora podemos acrescentar que, devido à má conduta, também promovemos uma necessidade de autocuidado em nossas ações. Por aqui, não falamos de ordem moral ou de prudência social, e sim de ordem ou desordem da mente humana, da exposição ao crescimento evolutivo da espécie como fermentação proliferada de conhecimento para vida ou morte das emoções saudáveis.

O limiar de lucidez está para a loucura assim como uma agulha está para a linha. Uma costureira não produz seu trabalho sem que essas duas estejam em perfeita harmonia no portão de tecido. Essa trama entre linha e tecido é definida na consciência da criadora. Enquanto, para nossa simulação de vida, a trama impera em loucura com prudência e lucidez com descontrole e a consciência do criador desta limita a ideia de ferreiro com espeto de pau, ou amplia a ideia de ferreiro com espeto de ferro, gerando o transbordar do conhecimento de quem somos nós.

## 9. A mente não é controlada por razões e emoções, conhecidas ou desconhecidas a uma única consciência dominante de existência

Imaginem um senhor de idade avançada com um diagnóstico de próstata inflamada, pela condição de falta de um tratamento adequado em idade mais jovem pelo temor de exames de rotina. O seu estado mental é um emaranhado de preocupações de quais ações realizar em prol da melhora, de desejos pela contenção de dor, de fascínio pelo medo da morte, de ilimitadas hipóteses de como seria se antes tivesse buscado prevenção, se é possibilidade genética ou de desconcertantes atitudes sexuais.

A inflamação entra como um devastador imparcial diante da natureza de descontrole celular e sua enfermidade não é controlada pela razão e nem pela emoção, ela deliberadamente se manifesta no desejo de estar na saúde física e, por consequência, eliminar a desarmonia e o desprovido estado da implacável fadiga mental gerada.

*No atual momento em que escrevo este livro, meu intelecto divide espaço com o entendimento de gerar a compreensão de minha própria fragilidade física. Me limito à condição de dores na coluna lombar e ao improvisado desgaste no ombro que irradia a dor para o braço. Minha mente percebe a ferida como geradora de aprendizado, mas é pela desordem emocional que trago aqui meu exemplo.*

*Minha emoção é de incômodo com a ideia subliminar de não estar mais em plena disposição física, em virtude da idade e da rejeição com o corpo envelhecido; a imaginação recorrente é de precisar estar em uma procura frenética de atividade física, proporcionalmente há um filhote de passarinho saindo de ninho a encontrar seu voo perfeito. Essa figura imaginária sem aptidão de movimentos é criada no meu mundo interno, por incontáveis vezes que me deparei com a cultura prognóstica de como ser saudável, jovem e a fantasiosa demanda de pessoas com a felicidade perpétua.*

Essa imagem de feia ou bonita, jovem ou velha, ativa ou inapta, corajosa ou medrosa, batizada em fé ou imoral, desfalecida ou disposta, mulher ou homem, não se distingue na possibilidade de higiene mental ser observada como propósito no ser humano. Ferida emocional em ordinária situação de descaso é fato gerador de a razão ser afetada em escala crescente na prostração mental e caminhar em desfile para a dimensão aplicável ao corpo físico como psicossomatização.

Ter emanações de dores para o corpo físico sugere um atropelado estado, que vai desde a unicelularidade até a multicelularidade corpórea, que, no entanto, podemos constatar e provar a desordem e o desequilíbrio. Se pensarmos no campo da mente, apenas sentiremos a desarmonia pela experiência pessoal e não há característica a ser levantada como transcendente se permanecermos no contexto material ignorando a saúde mental, no momento de tratamento de saúde física. Como podemos considerar essa possibilidade ao mesmo passo do tempo do tratamento? A dor física é maior ou menor para um tratamento prioritário?

*Já ouvi casos em consultório em que paciente apertava os dedos na porta para a dor física ser evidenciada e se tornar maior que a dor emocional. Já ouvi casos em consultório em que a paciente em crises buscava por tatuador com intuito de sentir dor física e atenuar a dor emocional.* O limiar desta resposta está para cada um, como a ponte que liga uma cidade a outra. "Onde estamos exatamente?", pergunta um passageiro de um trem com diversos vagões, cuja frente do trem já atravessou a ponte, enquanto o último vagão permanece no ponto de partida. Mais uma vez o limiar será diagnosticado por empirismo ou por pseudociência? Onde está o referencial da dor? Em se colocar na frente do trem temos uma sensação e ao estar sentado no último banco, podemos concluir em qual cidade estamos com certeza da verdade?

Imagine você, leitor, se ferida em dedos alivia a dor emocional de abandono e rejeição, ou que a agulha que faz sangrar a pele é o meio de dizer que a sensação é um delirante conforto. Ao observarmos essas atitudes, elas se tornam loucura para alguns e empáticas para outros. A questão a ser analisada é se a mente é dominada na ação racional ou emocional. Onde está a origem dessa dominância? Feliz daquele que, em prudência nas ações, encontra a sabedoria de vida frutífera no processo evolutivo existencial.

## 10. As variações mentais são de estaturas distintas

*Sua mente por estatura nunca será como a minha, e a minha mente nunca será de estatura como a sua.* Uma afirmação assim é de propriedade e estigma desconfiável, porém temos que aceitar que somos diferentes em forma de pensar e de sentir, mesmo sendo iguais em espécie.

O contexto a que nos referimos agora é baseado em modelos de comunicação das baleias, as mães emitem sons de ondas diferentes quando se comunicam com filhotes e sua sonoridade é distinta em altura, e a frequência vibratória varia de acordo com o porte do animal. A maior baleia emite um som de frequência mais elevada no oceano.

Um golfinho capta essas vibrações especiais, no entanto, mesmo se considerarmos as devidas proporções de estatura, o golfinho pode, em fase adulta, ser de tamanho similar a um recém-nascido de baleia. São mamíferos e moram no mesmo habitat, mas não reproduzem no mesmo teor de potência e timbre das baleias, pois são de espécies diferentes.

Os humanos também são da mesma espécie quando comparamos homens nascidos ao norte e homens nascidos ao sul da Terra, e não podemos diferenciar as características maternas deles em sua comunicação com filhos. No entanto, podemos diferenciar as características de cultura por intermédio da língua, da estatura e de comportamentos, como o de alimentação, de crenças, entre outros. Essas diferenças são apresentadas pelas formas humanas físicas e comportamentais. Seríamos emissores de frequência diferentes quanto às vibrações mentais? As ondas captadas por alguns seres humanos são diferentes de outros? A estatura frequencial da minha comunicação mental é igual à sua? O que captamos? O que emitimos?

Uma ferida de lesão física machuca ao ser tocada e sangra ao expor a pele semicicatrizada a um atrito. O atrito pode ser pontiagudo ou não, mas a sensibilidade do local é facilmente visível. Quando nos referimos a uma ferida emocional, não podemos desconsiderar a motivação que levou ao sangramento que, por metáfora, é o desejo de vibrar em diferente frequência energética do estado anterior. Esse sangue simboliza a mágoa contida no tempo e que ao receber um estímulo externo de igual frequência do ocorrido fato gerador, a energia acumulada se esvai em tumultuosa formação de um estado de raiva, medo ou tensão e até mesmo emoções de escalas mais elevadas, como o pânico e o limítrofe entre psicose e histeria. Indivíduos com diagnóstico de ordem psiquiátrica são sempre um estudo à parte, assim como os amigos de remédios alopáticos antidepressivos, pois os remédios nos impedem de percepções de nossa verdadeira natureza estrutural psíquica.

Podemos declarar imaginário o mundo da arte e até fantasioso o mundo dos conselheiros, mas, felizmente, no imaginário do mundo das artes encontramos grandes homens que fazem proveito da capacidade intelectual e utilizam a mente de forma intuitiva, somando ao belo do divino uma maneira fantástica de se apresentar à humanidade. William Shakespeare foi um homem de profunda dedicação em seus escritos. Ele é considerado um gênio pela crítica e seu pensamento intuitivo era requintado a nível de imperador no reino dos poetas. Por ídolo, seus súditos o mantêm ainda hoje.

No entanto, a intuição poética não é comum para todos neste reino de maneira igualitária, um pequeno e seleto grupo de poetas possui estatura mediana diante da superior à do rei. E no reino poético também existem os homens de estatura a buscarem somente em seus instintos a fonte dominante, para imaginar um perfume floral, mas sem tocar no belo de uma flor. Por certo, gerar o belo de uma flor é para os de estatura elevada. Com essa explanação, é caracterizado o quilograma consciencial, se assim podemos metaforizar, não por unidade de medida de massa, mas sim medida de elevação.

## 11. Crenças adquiridas em imatura vivência impregnam a teia das faces da personalidade, assim como no tempo e espaço da Alma

Geralmente, os desavisados seguidores de mentores ou de líderes de monopólio nas redes sociais, são pessoas bem-intencionadas.

Podemos citar as vicissitudes em patamar de valor que assegura a imagem do fenômeno revelador do interesse alheio. Imaginem no período de eleição partidária de elevado cargo para presidente do país como o Brasil. Milhares de eleitores são submetidos a propagandas políticas em movimento ao desejado pleito eleitoral. Não o bastante, em publicidade de imaginação do candidato, o público passa a ser seu defensor de potencial quórum em ruas e praças, na tentativa de ser bem representado por alguém de confiança e dever para com o povo de modo íntegro.

Na tentativa de ser eleito, o candidato se submete a criar desproporcional agenda de tarefas mediante seus interesses, de fadiga física e mental ignoradas por partidos que comandam a postura adotada pelo homem ou mulher que, por imagem de direito, será o(a) futuro(a) presidente. Imagem de direito é a força de expressão para defender um personagem, uma roupagem que foi configurada por decisões de comitês internos do poder de um partido, não pode ser aqui considerada ofensiva e de maneira a deixar de lado a real importância de um presidente ao seu país, mas sim para que possamos identificar a personalidade criada em eleição.

A verdadeira e real personalidade do homem, em seu conteúdo inconsciente, é secreta a ele mesmo e é a definidora do valor e do caráter. Essa joia de esgrima imortalizada — ao longo dos anos civilizadamente criamos o termo "ser politicamente correto" — deriva da sábia necessidade de ficarmos com a espada na mão, com a diplomacia de não ferir o oponente. Uma eleição é uma hipérbole de partida de esgrima. Sua verdadeira intenção é derrotar o adversário e o gerador de imagem mais fixado comercialmente impor vitória.

Facilmente improvisamos alguém para desempenhar um personagem que segue esse padrão provisório de correto, pois culmina com a vontade do povo de ser liderado imparcialmente, por desejosos delegadores de listas legais urgentes no inquestionado senado. Por meio de colocações exemplificamos nossos comportamentos de personas, em hipérbole na luta de esgrima, falamos do personagem criado pelo lutador, pelo personagem criado pelo seu oponente e pelo personagem criado pela plateia que se emociona com a partida em meio à disputa que promove um fascínio mental. Exageradamente, nosso exemplo retrata muito ou pouco de nossa realidade, contudo, o importante é o entendimento em absoluto direito igualitário de personalidades reais, em que podemos estar presentes ou ausentes, com feitos de miniaturas ou gigantes na jornada de humanidade.

Enfermidade pode ser a mente de personagens do ego, nunca a personalidade real do ser. Proporcionalmente, a doença egóica nos atinge mais do que gostaríamos e o substancial do efêmero é mais valorizado do que a construção em sólido amadurecimento escalado de toda ideia progressista de eternidade. Por certo, no passado estávamos menos impositivos em criarmos tantos personagens em nossas convivências sociais. Hoje, a falta de reconhecimento de nossa natureza impossibilita o amadurecimento escalado e estacionamos no progresso de saudável inteligência emocional.

O homem não deixa o conforto de ser jogado pela onda do mar, para arriscar o nado até a praia, não pelo feito ser difícil, e sim pelo medo de se descobrir um péssimo nadador. E nessa maresia a vida transcorre entre o limite de ser imaturo nas vivências pessoais e cósmicas e, consequentemente, absorver convicções de uma mente imaginária da ilusão do que é o propósito existencial e o grande tear do emaranhado tecido divino.

## 11. ..........................................................................................

Perguntamos: por que o título está em pontinhos e qual foi o propósito? Foi a maneira de chamarmos a atenção para expor nossa última interlocução de um rol citado anteriormente. O diálogo é nosso e é a sua vez de pronunciar respostas às perguntas que elaboramos. Não temos as respostas, temos a informação de realizações pessoais, temos nosso conteúdo interno e temos nosso gerador de Inteligência Artificial de respostas exatas em estúdios megaprodutores de tutores emocionais, falando de nossas emoções como conhecedores de nossos propósitos e ligeira alimentação eletrônica de comportamentos. Como estão as possibilidades de alimentarmos nossas mentes em processo de amadurecimento precoce e falível?

Tutores são os que deveriam nos questionar e não podemos, inteligentemente, proferir demais por nossa inteligência espiritual sem galgarmos pela nossa inteligência emocional e mental. O momento é de "observar o andar da carruagem", como estamos acostumados a ouvir em situações novas e desconhecidas. Imaginem um porco com o focinho na lama, ele prioriza a lama, pois desconhece como é de importância uma alimentação descontaminada. O animal considerado de imagem sujismunda e de chiqueiro é por preferência ou desconhecimento?

Em futuro poderemos avaliar as carruagens de cavalos brancos pomposos, ou de burros doentes, de dentes podres e cansados, carregando suas carroças. Nada será diferente enquanto não mostrarmos a intenção de autocuidado, de autoconsciência, de autoconhecimento, mas, principalmente, fornecer à sociedade saúde mental, como fonte de enriquecimento do seu ser. Esse princípio de fomentar a população com interessantes entretenimentos é prejudicial à mente humana tanto quanto o chiqueiro para o imaginário do porco. Existe apenas a adaptação nas devidas proporções em ambos os casos.

# PARTE XIII

# CONCLUSÃO

O pedaço de limão, quando cortado ao meio, é separado como uma metade e, possivelmente, as partes são da mesma essência de limoeiro. Sem que pudéssemos dizer que uma metade é mais impossibilitada de fornecer vitamina do que a outra, a menos que uma das partes tivesse adoecido na propriedade por ataque de um fungo, ou exposição a algum agente químico, algum defensivo prejudicial ao fortalecimento da invariável condição de fruta. Na hipótese de as partes estarem idênticas, o propósito delas é de imagem e semelhança.

Quando nossa mente inferior é separada da mente superior por nascimento do ego, a essência ainda é a mesma em imagem e semelhança. Logo que ocorre a oportunidade de a criança ser alimentada com mamadeira, ocorrem informações mais seguras para ela de como interagir com o mundo da mãe e do pai. Ela se percebe infiltrada e imersa em inúmeras sensações de sentidos primários, depois passa para estágios de providências imaturas com necessidades de amadurecimento, até que em estágios seguintes seja responsável por si na jornada de fases intermediárias à fase adulta, rumo a fases de senilidade.

No entanto, a mente da criança faz interação com o mundo físico e abriga entendimentos em demasia diante do plano de crescimento, podendo ser escultural aos preceitos de natureza humana e aos instintos familiares ao de animais mamíferos, em propósitos de espécie. O limiar está no desenvolvimento de inteligência emocional e mental, que propicia diferentes formas de lidar com as emoções humanas, em diversos estágios das fases de amadurecimento consciencial.

Em face do jogo da vida, somos incapazes de autocontrole permanente, mas o descontrole pode ser de critério imaturo ou impregnado de atitudes relevantes a ponto de afugentar o domínio de ego, como núcleo organizador da consciência, nos causando as intempéries de emoções alimentadas pelos traumas ou pelos aprendizados elevados ao patamar de imagem e semelhança da mente superior.

Geralmente, em hipótese de descontrole para um indivíduo de instintos aflorados, a situação de permanecer no estado de alegria é quase que improvável, pois o quadro se agrava em imaturidade no decorrer de experiências acumuladas, limitando nossos instintos para nosso tutor de pensamentos frente a ideias de grande moralidade, o superego. Podemos confrontar o poder de ficarmos em paralisia de funcionalidade ou de suspensão temporária da figura do personagem, com a persona de má conduta.

Traduzir pensamentos em palavras e pronunciá-las é de situação verdadeira a poucos em momento de exposição, pois é por segurança ou preservação que não podemos falar exatamente tudo o que pensamos. Essa colocação se dá porque nossos pensamentos antecedem nossas palavras e, em momento de aplacar o emocional, ferir o outro é imprudente. Somente no acalento de uma mente calma em pensamentos podemos proferir sábios dizeres.

Imagine um motorista em rua de grande movimento, seu carro é fechado e é impedido de cruzar a via como era seu desejo.

No decorrer do incidente, seu único pensamento foi o de xingar a desatenciosa motorista responsável pelo incômodo de fazê-lo parar o carro subitamente. Todos os passantes assistem à cena tomando partido, ou não, pelo descontrolado homem, que agora é o centro de olhares de uma plateia assustada.

Fechar a boca como uma pessoa prudente não é mais possível se a energia ofendida entrou no controle da mente. A ofensa não é de exato momento, é trazida à consciência por memória de passado infantil, que se saturou de tanto ser reprimida, e a sufocada emoção suprimida pela própria prudência em se comportar como o eterno imaginário menino-homem de agradável heroísmo agora é o julgador do juízo.

A motorista passa por um desapontamento no pesadelo que causou e pode, em defesa, gritar ou calar-se. Tudo depende de si mesma, pode manifestar o seu conteúdo interno aprendido por mecanismo de defesa, porque todo conteúdo interno é pessoal, é intransferível, é o criador do pensamento, que se utiliza de todo recurso para atear à memória, com ferida ou higiene mental de amadurecimento e aprendizado, no episódio marcado por antecedência frequência vibratória submetida cosmicamente a uma lei de causa e efeito.

Ocorrer no deserto do Saara uma considerada tempestade por causa natural é comum. Contudo, o efeito do fenômeno é para um grão de areia um desmoronar na estaticidade de igual grandeza como para um floco de neve submetido a se movimentar em uma avalanche. Ligeiramente, após o movimento, tende por inércia a esperar um atrito para encontrar a imobilidade novamente. Outro exemplo é o vento, gerando movimentos no ar atmosférico, que em determinada pressão atmosférica nos causa sensação de tempestade ou parado.

Ao compararmos com a lei de causa e efeito para nossas emoções, podemos encontrar uma certa similaridade na inércia. Um vento em movimento pode ser facilmente percebido, mas por sensação de parado pode o nosso imaginário acreditar nele ou esquecê-lo, exatamente como emoções na sensação de inexistentes, presentes na atmosfera da consciência, mas não sofrendo um atrito ficam em inércia. No litoral a maresia do mar é definida como fazer parte integrada do vento, assim como o pensamento pode ser integrado às emoções de memórias. Não podemos afirmar se emoções são antecedentes à fala ou as palavras proferidas são de pensamentos antecedentes em memória quando ativadas pelo atrito.

Inércia não é o termo correto a se usar quando buscamos falar de emoções, porém a exemplificação é por considerar a ideia de que temos um agente causador do movimento ou da imobilidade, também por imaginar ser considerado o visível aos olhos externos do indivíduo. Não é por ele que declaramos aqui de memórias, mas por toda percepção de mundo de um indivíduo, que chamamos de história de vida. No imaginário dela, ou na sua realidade, acreditamos ficar registrado em arquivos no tempo cósmico do inconsciente, sendo denominado pessoal ou arquétipos do inconsciente coletivo. Essas memórias para algumas filosofias transcendem nossa dimensão.

Felizmente, a teoria junguiana nos revela esses ensinamentos. Por agora deixamos por encerradas as discussões diante de outras teorias discordantes ou incompletas, não por ela ter encontrado a verdade sem possibilidades de novas contextualizações, mas por considerarmos inapropriado o momento, pois nossa consciência sempre tende à expansão para faixas de conhecimentos imagináveis e, por necessidades biológicas e mentais, iremos nos deparar com oportunas teorias que irão desconstruir nossas certezas atuais.

**Por meio dessas palavras deixamos por finalizado nosso texto de estudo, laboratório em consultório, definindo higiene mental como assertivo passo de homens e mulheres que buscam**

**imitar sua mente superior em dever de expansão consciencial e não em crescimento explosivo de informações dispensáveis, gerando lixo de armazenamento, que a qualquer momento possa acessar de forma incontrolável e por efeito criar a frequência vibratória de estado mental e físico na doença.**

# PARTE FINAL

Já é tarde, em meu apartamento e já em descanso, surge a ideia de escrever mais uma parte do meu livro. Não sou a autora por exclusividade, pois uso da telepatia mediúnica para obter informações desconhecidas, até mesmo imaginadas por mim. É de uso do meu intelecto, porém de confiabilidade que tudo escrito foi por mim vivido, explorado de tal modo a me surpreender como minha vida pode ser de utilidade nesse momento.

Nasci em 1972, ano que logo mais tarde antecedeu a crise do café paranaense pela geada negra. Por essa e outras razões, meus pais se mudaram do campo para a cidade de Campo Mourão, já com um filho de 3 anos nos braços, mas esperando a minha vinda. No sítio dos avós, encontrei muitos finais de semana durante a infância, temporadas de férias e, girando entre brincadeiras e choros, tive muitos dissabores na fase oral e nas fases sucessivas. Por imagem tenho em memória a solidão e, em questionamentos internos, busco a fonte original, busco a realidade ou a fantasia. Não afirmo com fé se é de existências anteriores, mas afirmo que o mecanismo de defesa foi gerado na introspecção e a liberdade aspirada nunca foi por mim negada.

Na adolescência amei e odiei, criei paradigmas e descontruí alguns, quem sabe construindo outros dentro da rebeldia sem censura interna e reprimida para o mundo externo. Não pude vencer meus

medos de fugir dos padrões que meu sistema familiar me acalentou e vivi como a garotinha preparada para um casamento de propriedade, dona de casa e mãe exemplar.

Nesse ir e vir da vida adulta, mãe de dois filhos, hoje adultos e magníficos, carreguei a dor de não ter me dedicado apenas à carreira profissional, na qual acreditei por anos que me sairia melhor. Quanto aos meus estudos, nunca me vi sem estar fazendo algum curso ou buscando, como autodidata, entender o que os grandes mestres deixaram de ensinamentos e o que verdadeiramente eles compreendem sobre o mundo cósmico, que por desejo inexplicado tenho por interesse. A Filosofia me ensinou que somos buscadores da verdade; a Teologia me ensinou que buscamos a nossa essência; e a psicanálise, assim como a psicologia analítica, me ensinaram a garantir à consciência a oportunidade de conhecer as sombras do inconsciente, para, enfim, evoluir como propósito de existência.